L'Enquête vérité

Professeur David Khayat
Avec la collaboration de Nathalie Hutter-Lardeau

L'Enquête vérité

Vous n'aurez plus jamais peur du cancer

Albin Michel

À mon père et à ma mère,
à ma femme, Jocelyne,
à mes filles, Julie, Barbara et Cécile,
à mes petits-enfants, Esther, Amos et Ellie.

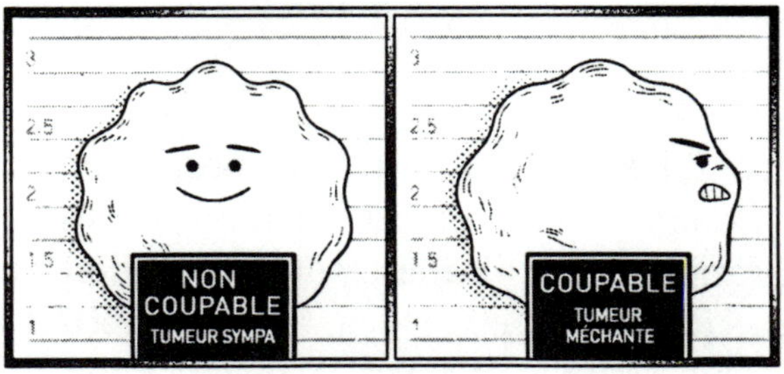

Introduction

Je vais vous entraîner dans une enquête policière. Ne vous y trompez pas, le cancer est un criminel. Il est un meurtrier en puissance qui, malheureusement, s'il n'est pas arrêté à temps, réussit son crime : celui d'une victime innocente. Et ensemble, tels des enquêteurs de police, nous allons nous mettre sur sa trace pour comprendre comment le cancer se déclenche. Et ce, grâce à de nouveaux indices. Certains d'entre eux sont parfois juste sous notre nez sans que nous ne parvenions à les voir ! Nous pressentons, nous devinons le rôle de quelques facteurs, mais sans forcément nous rendre compte qu'ils sont en fait l'arme du crime ! Nous avons tous eu l'intuition un jour ou l'autre que les émotions pouvaient influer sur notre santé. Mais nous ne mesurons pas toujours leur implication à leur juste portée. Car, je l'affirme, les émotions peuvent bel et bien contribuer au développement d'une maladie maligne. Toute la question est de savoir pourquoi et comment ! C'est cela que je vais vous dévoiler dans notre investigation.

Pour ce faire, avançons par étapes, avec méthode. D'abord, comprendre ce qu'est le cancer, c'est-à-dire quel est son profil. En fait, il nous faut le considérer telle une personne, savoir qui il est. De là, nous étudierons la scène de crime sur laquelle il opère. Mais il nous faut aussi décortiquer son mode opératoire : comment il se propage, comment il revient parfois sous forme de métastases alors même que la tumeur de départ a été retirée. Nous explorerons alors les armes spécifiques auxquelles il a recours pour commettre son crime, qui est l'objet de ma révélation. Enfin et surtout, je vous expliquerai comment éloigner ce danger que constitue un fléau mondial.

Pendant toutes ces années, fort de mon statut de professeur de cancérologie à l'université, de chef de l'un des services de cancérologie les plus en pointe, je me suis fait une obligation de n'affirmer que ce qui relevait de la preuve scientifique, que ce que des études sérieuses, indiscutables méthodologiquement et publiées uniquement dans les meilleures revues avaient démontré. Tant de charlatans se permettent d'affirmer n'importe quoi, sur tel ou tel régime miracle, sur telle méthode pour éviter le cancer ou, mieux encore, en guérir ! Tous ces vendeurs de pilules magiques, de toutes sortes de « biothérapies » à base d'herbes, de placenta, de poudre de perlimpinpin… Combien en ai-je vu, des pauvres malades crédules, laisser passer de véritables chances de guérir de leur cancer en perdant un temps précieux à courir après toutes ces chimères ? Comment vous dire la frustration que l'on ressent face à tous ces patients trop naïfs, perdus au milieu du champ dévasté de leur vie que le cancer est venu bouleverser, qui se mettent à croire à n'importe quelle promesse, à n'importe quelle théorie, si farfelue soit-elle ?

Pendant toutes ces années, je n'ai accepté de parler publiquement que de ce que la science avait réellement prouvé. Tous les protocoles que je mettais en place, toutes les stratégies que j'inventais n'étaient fondés que sur des certitudes scientifiques, que mon esprit entraîné à la critique d'articles avait, de plus, clairement validées. Je refusais l'existence, dans le champ immense de la science et de la médecine, d'une zone « grise », d'une région de la pensée médicale où les certitudes seraient moins nettes, moins absolues. Pour moi, une information sur le cancer n'avait de valeur et ne méritait mon attention que si elle émanait d'une recherche indiscutable, d'une méthodologie parfaite. Sinon, elle pouvait certes être intéressante, mais elle n'entrait pas dans mon arsenal de pensée.

Et pourtant, il faut bien le reconnaître, cette attitude intransigeante rendait encore plus surprenante, pour le médecin que je suis, mon impuissance à comprendre les origines de la maladie contre laquelle je me battais. D'où venait réellement le cancer ? Pourquoi frappait-il telle jeune femme plutôt que telle autre ? Pourquoi touchait-il le sein plutôt que l'estomac ou le poumon ? La biologie moléculaire nous apportait des réponses à la légitime question du « comment » – comme nous le verrons plus loin –, mais elle nous laissait totalement sur notre faim dès lors que nous abordions la question du « pourquoi ». En effet, si nous commencions à comprendre *comment* une cellule devenait cancéreuse ou *comment* elle se développait en un véritable cancer, nous étions néanmoins incapables de savoir *pourquoi* cette cellule devenait cancéreuse ou *pourquoi* tel cancer se développait. Ces questions, qui touchent à l'essence même de la maladie, m'ont toujours taraudé, moi dont l'esprit n'a jamais pu se satisfaire du fatalisme ambiant. Comprendre les causes du cancer était la seule source possible d'espoir, non seulement de le guérir, mais plus encore, et surtout, de le prévenir, de l'éviter peut-être. À cette époque, mon esprit ne savait plus très bien où trouver les réponses à ces questions pourtant fondamentales.

Puis un jour... Elle s'appelait Florence. Elle était magnifique, brillante, pleine d'humour, y compris dans les moments les plus durs des sept années au cours desquelles je l'ai accompagnée dans son combat. Elle est morte trois semaines avant ses vingt-neuf ans. J'avais tenu son cancer sous contrôle pendant sept ans, de chimiothérapie en rémission. Et puis, tout à coup, celui-ci s'est mis à se développer à une vitesse folle, à envahir tous ses organes, les uns après les autres ; il est devenu systématiquement résistant à tous les médicaments, à la radiothérapie, à toutes les thérapeutiques que j'essayais d'imaginer. En moins de trois mois, alors que tout semblait jusque-là maîtrisé, le cancer l'a emportée. J'ai eu du mal à comprendre ce qui s'était passé pour que la situation se renverse si soudainement. Médicalement, c'est-à-dire en termes strictement biologiques, rien n'était venu, en apparence, déclencher cet effondrement brutal et violent des défenses qu'elle et moi avions mises en place pour tenir sa maladie à distance. Rien ! Apparemment. Rien, sauf que, quatre mois avant sa mort, son mari l'avait quittée.

Loin de moi l'idée de porter un quelconque jugement de valeur sur cette séparation. Non, ce qui m'intéresse ou plutôt m'interpelle ici, c'est l'impact émotionnel de ces événements sur Florence : le départ de son mari, qu'il n'a jamais vraiment expliqué à son épouse, et l'impression de perdre à cette occasion sa béquille, sa boussole. Florence était dorénavant confrontée à la solitude. Ajoutez à cela une prise de conscience – elle était désormais seule dans son combat –, mais aussi une blessure d'amour-propre ; l'abandon avait été si brutal qu'elle était convaincue d'avoir perdu tout intérêt aux yeux de son mari et toute valeur. Tout cela, on l'imagine bien, l'avait profondément bouleversée, fragilisée. Alors, pour faire face à cette immense douleur affective, son corps avait en quelque sorte décidé de se suicider en cessant de lutter contre le mal. Ce flot irrépressible de tristesse, en un mot, son désespoir, avait éteint toute lumière en elle, toute envie de vivre, au point qu'elle avait autorisé le cancer à gagner le combat.

J'ai mis des années à accepter de faire le lien entre ce que Florence avait vécu quelques mois avant sa disparition et l'évolution inattendue et mortelle de son cancer. Bien sûr, vous pourriez m'objecter qu'il n'y a rien d'exceptionnel à ce qu'un cancer traité depuis sept ans évolue de cette manière, qu'une telle progression est somme toute tristement banale. Mais, après quarante ans de combat au chevet de milliers de malades, je peux maintenant affirmer que j'ai connu un nombre incalculable de cas qui montrent de façon frappante ce lien entre émotions et cancer, et ce, à tous les stades de la maladie. Ce sentiment ne m'est pas venu d'un coup, comme si j'avais subi un lavage de cerveau qui aurait emporté tout le bagage scientifique et le sens critique, voire sceptique, accumulés dans ma tête pendant ces années de formation.

Non. Cette impression s'est peu à peu immiscée dans ma pensée, au début de façon presque imperceptible… Je l'ai aussitôt rejetée, réfutée, traitée comme une risible idiotie. Mais, cas après cas, histoire après histoire, cette hypothèse de ce qui pouvait constituer une cause réelle du cancer a fini par s'imposer. Mon esprit, submergé à force de douter, acceptait enfin l'idée que certaines émotions pouvaient jouer un rôle dans l'apparition ou l'aggravation de la maladie. Mais la vraie question était : comment ?

Je reconnaissais aussi que ce lien est visible à tous les stades de la maladie : voici maintenant un autre exemple, non pas cette fois d'évolution d'un cancer très avancé, métastasé, mais de sa source elle-même, de ses conditions d'éclosion, d'apparition. Il y a un peu moins d'un an, on découvrait sur une mammographie de dépistage d'une de mes patientes, Caroline, un gros cancer du sein gauche. Les images aussi bien que la palpation révélaient une invasion manifeste de ganglions sous l'aisselle. Son examen précédent, qui ne datait que d'un an, était strictement normal. Après quelques séances de chimiothérapie, une radiothérapie sur toute la zone mammaire et les premières prises d'un traitement hormonal qui allait durer cinq ans, Caroline était en parfaite rémission. Tous les contrôles, y compris les plus précis, étaient normaux. Lors de notre dernière consultation, elle m'a raconté pour la première fois qu'elle avait connu des problèmes avec son mari deux ans auparavant, soit environ un an avant la découverte de son cancer. Elle le trouvait changé depuis un bon moment, presque indifférent. Alors, un matin, dévorée par la suspicion, elle avait allumé le téléphone de son époux et lu ses messages. Il avait une maîtresse. Pour confirmer sa découverte, elle avait même engagé un détective privé. Après une quinzaine de jours, le doute n'était plus permis. Elle s'était effondrée de chagrin, d'autant qu'elle avait découvert autre chose : son mari la trompait avec l'une de ses meilleures amies. Après une crise qui a ébranlé son ménage, qu'elle croyait solide, son époux a fini par faire amende honorable, par s'excuser et promettre que cela n'arriverait plus. Par conséquent, le couple ne s'est pas séparé. Cependant, comme elle me l'a confié, tout avait changé, tout avait vacillé : la confiance qu'elle plaçait en lui, son amour, sa certitude que les liens qui les unissaient étaient inébranlables et fondés sur le respect. Une immense tristesse, sourde, silencieuse, avait par ailleurs envahi son cœur et prit les commandes de sa vie. Alors, subrepticement, insidieusement, sa joie de vivre avait petit à petit laissé la place à un profond mal-être. Et le cancer était apparu dans son sein. Voilà, en deux faits récents, le tableau de ce qui est ma conviction aujourd'hui et de ce qui fait l'objet de ce livre que je me sens un devoir d'écrire.

Après une vie entière au chevet de tous ces malades, c'est un soulagement pour moi de témoigner de ma certitude qu'il existe bel et bien un lien de causalité entre nos émotions et le cancer, et surtout de comprendre comment il se met en marche. Pourquoi, me direz-vous, avoir attendu si longtemps ?

Pourquoi ai-je éprouvé alors un sentiment de soulagement ? Parce que, moi qui voulais n'être que scientifique, j'ai eu besoin de temps pour accepter d'être plus perméable à ce que la science n'arrivait pas à prouver de façon définitive. En vérité, il n'y a pas beaucoup d'études qui viennent étayer cette conviction que les émotions peuvent effectivement déclencher un cancer.

Or, il ne fait aucun doute que c'est là un sujet qui nous passionne tous, et surtout une problématique sensible. S'il y a bien une question qui nous préoccupe, c'est celle des origines de cette maladie et, plus précisément, celle de savoir si le psychisme en général et les émotions en particulier peuvent déclencher un cancer – ce que d'aucuns ont appelé la *psychogenèse* du cancer. Je peux en témoigner : il n'y a pas un seul dîner, une seule conférence publique, une seule réunion dans laquelle j'interviens ou à laquelle je participe où l'on ne me pose cette éternelle question. Il faut dire que nous avons tous le sentiment d'être entourés, cernés, encerclés par cette maladie.

Pour rappeler quelques chiffres : le cancer touche en France environ un homme sur deux et une femme sur trois. Le nombre de nouveaux cas ne cesse chaque année d'augmenter. Ce chiffre double pratiquement tous les vingt à trente ans. Aujourd'hui, il affecte près de 400 000 Français par an et, malheureusement, en tue encore environ 150 000, devenant la première cause de mortalité. Une réalité lourde : plus de 1 000 nouveaux cas et 400 décès par jour. Précisément, chez les hommes, les trois cancers les plus fréquents sont ceux de la prostate, du poumon et de l'intestin ; chez la femme, ceux du sein, de l'intestin et du poumon. Notez que si le nombre de nouveaux cas de cancer du sein n'augmente presque plus, celui des cancers du poumon s'accroît, lui, de façon dramatique, puisqu'il a été multiplié par sept en trente ans !

Pourquoi les hommes sont-ils plus touchés que les femmes ? Les hommes ont 20 % de risques supplémentaires que les femmes de développer une tumeur. Ce déséquilibre pourrait s'expliquer par la génétique, selon des chercheurs du centre contre le cancer Dana-Farber, situé à Boston, aux États-Unis. Pour eux, le double chromosome X, spécifique du patrimoine génétique de la femme, protégerait la gent féminine. Mais d'autres facteurs, comme l'hygiène de vie, entrent aussi en ligne de compte. Les hommes s'exposent à plus de facteurs de risque : ils ont tendance à fumer davantage – même si le fossé entre les deux sexes est, dans ce domaine, aujourd'hui presque comblé –, et les cancers professionnels (c'est-à-dire résultant de l'exposition à des agents ou à des procédés cancérigènes dans un contexte professionnel) sont plus élevés chez les hommes.

Au niveau mondial, les chiffres ne se révèlent pas meilleurs. En 2000, il y a eu 10 millions de nouveaux cas et le cancer a entraîné, cette année-là, 6 millions de morts. Les chiffres, publiés depuis par l'OMS (l'Organisation mondiale de la santé), indiquent qu'il y aura 20 millions (le double !) de nouveaux cas en 2020, dans deux ans à peine, et que, cette même année, on dénombrera 10 millions de décès par cancer dans le monde. Aujourd'hui, le cancer tue plus que le sida, le paludisme et la tuberculose réunis ! Quand on s'intéresse à un tel fléau, il est fondamental d'en comprendre les origines, le « pourquoi du comment », afin d'optimiser toutes les préventions efficaces.

Au vu de ces chiffres, on imagine bien l'ampleur des drames causés par le cancer, la souffrance de ces personnes affectées par cette maladie, qui, en plus de connaître la peur et l'horreur au moment du diagnostic, subissent ensuite la lourdeur des traitements et bien souvent encore la mort dans des douleurs immenses. Sans compter tous ceux qui ne sont pas touchés directement mais qui accompagnent un proche dans cette épreuve, qui en devient également une pour eux. En un mot, cette maladie n'est pas une maladie comme les autres. Cela se ressent d'ailleurs chaque fois que nous apprenons un décès. La réaction n'est pas la même quand quelqu'un que nous connaissons meurt d'un infarctus ou du diabète et quand il décède d'un cancer : dans ce second cas, nous sommes tous parcourus, même s'il ne dure qu'une fraction de seconde, d'un frisson d'inquiétude.

Cette maladie, si l'on y réfléchit bien, porte des stigmates particuliers qui tiennent du fatalisme, de la noirceur et du mystère ! Cette fameuse « longue et douloureuse maladie » ! Le cancer est, pour la plupart d'entre nous, une maladie qui terrorise. Qui terrorise parce qu'elle reste mystérieuse. Ce mystère est contenu dans deux ou trois questions universelles : d'où vient le cancer ? Pourquoi moi ? Pourquoi, alors que je semblais guéri, revient-il, et souvent, même, dans d'autres organes ? Enfin, pourquoi la science la plus moderne, malgré toutes ses avancées, n'arrive-t-elle pas à l'éradiquer une fois pour toutes ? Suis-je responsable ? Y aurait-il un lien entre ma vie ou ma façon de vivre et mon cancer ? Par exemple, si l'on considère (à juste titre bien sûr !) que le tabac est une cause majeure du cancer du poumon, comment est-il possible qu'il touche des individus qui n'ont pourtant jamais fumé ? C'est pourtant ce qu'il se passe, car le nombre de cancers du poumon, notamment chez la femme non fumeuse, a augmenté de plus de 200 % en quinze ans !

Quand j'ai décidé d'entreprendre l'écriture de ce livre, qui allait me permettre de libérer ma parole, c'est avec le souhait que mon expérience de cancérologue aide chacun d'entre vous. Pour que la peur du cancer ne soit pas la plus forte, je livre ici un autre éclairage, une autre vérité, la mienne. C'est ce à quoi je m'engage : vous aider à y voir plus clair, afin de vous donner des pistes et de mieux vous prémunir contre cette maladie. Pour que vous soyez plus forts que la peur. Ce pari est gagnable ! Pour la première fois vous allez disposer des moyens de mettre le cancer à distance par une meilleure connaissance de son mode opératoire.

Tout cela n'est pas une mince affaire, et c'est pourquoi nous allons prendre le temps de vous mener pas à pas, le plus simplement du monde, dans une enquête qui vous révélera toutes les explications dont vous aurez besoin. Nos découvertes, je vous le garantis, vous aideront à dépasser votre anxiété au sujet de cette maladie. Vous n'aurez plus jamais peur du cancer et deviendrez ainsi votre meilleur anticancer !

CHAPITRE I

LE PROFIL DU TUEUR

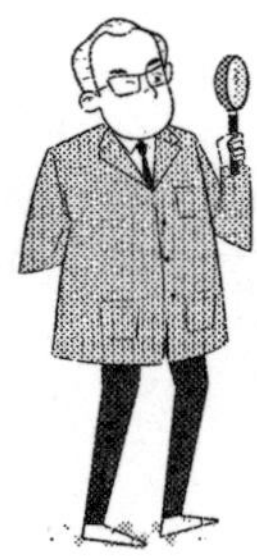

• Qui est le cancer ?

Commençons notre enquête par le « profilage » de notre tueur en série : le cancer. Pour mieux cerner ses mécanismes, nous allons nous intéresser à l'interprétation des preuves (la maladie) et comprendre les interactions « agresseur/victime ». C'est à partir de ces comportements, tant de l'agresseur que de la victime, que nous pourrons répondre à la fameuse question : « Pourquoi le cancer s'est-il développé ? » C'est la raison pour laquelle, pour changer la donne, il est temps de considérer le cancer comme une personne, avec ses comportements, ses motivations. Alors, quel est son profil ? Première étape : l'identification de ses empreintes.

En réalité, nous pourrions tout aussi bien, pour aller vite, sauter les étapes et dire que le cancer n'est qu'une « boule » ; c'est en tout cas comme cela que la plupart d'entre vous pensent au cancer. Et vous n'auriez pas tort, car le cancer, le plus souvent, se présente sous la forme d'une grosseur – dans le sein, le poumon, ou dans tout autre organe. Parfois, sa forme s'allonge un peu sur l'un de ses côtés, c'est alors un polype, comme on en trouve dans le côlon ou sur une corde vocale dans le larynx. Alors, d'accord, admettons que le cancer est une boule.

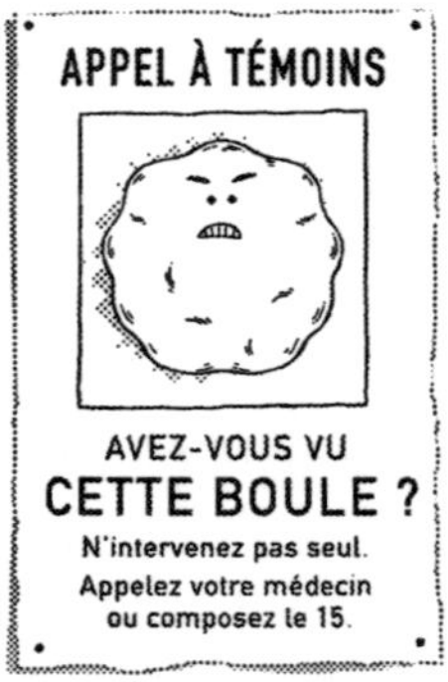
APPEL À TÉMOINS
AVEZ-VOUS VU
CETTE BOULE ?
N'intervenez pas seul.
Appelez votre médecin
ou composez le 15.

Mais poussons plus loin notre investigation : de quoi est faite cette boule ? Si l'on prend une d'entre elles et qu'on la découpe en tranches, on s'aperçoit, avec l'aide d'un microscope, que cette boule – qui n'est autre que ce que l'on appelle une *tumeur* – est constituée de dizaines de milliers de petits éléments, regroupés les uns contre les autres. Ces petits éléments sont des *cellules*. Pour comprendre à quel point celles-ci sont petites, figurez-vous qu'une seule boule cancéreuse de un centimètre de diamètre – soit à peine la taille d'un petit haricot – contient déjà un milliard de cellules cancéreuses, un millier de millions, toutes agglomérées les unes aux autres ! Ce chiffre est si énorme que l'on a du mal à y croire ! Mais voilà : le cancer n'est rien d'autre qu'une petite boule abritant des milliards de cellules. Toute la question est de savoir comment on en arrive à cet agrégat. Quelles en sont les causes ? Quelles sont ses armes pour préméditer son crime ?

Si l'on regarde le panorama des étiologies des causes du cancer en France, on constate qu'environ 30 % d'entre eux sont dus au tabac et 30 % à nos hormones naturelles, comme les œstrogènes chez la femme, susceptibles de provoquer un cancer du sein, ou la testostérone chez l'homme, susceptible de provoquer un cancer de la prostate. Ces hormones agissent comme de véritables engrais, des stimulants de croissance pour tous nos organes dont le développement est lié à notre équilibre hormonal. Ainsi, avant la puberté, c'est-à-dire avant que les ovaires d'une jeune fille se mettent en marche, les seins sont quasi inexistants. Puis, vers treize, quatorze ans, les ovaires commencent à sécréter ces fameuses hormones femelles, les œstrogènes et la progestérone, et la poitrine se met à se développer pour devenir des seins de femme, prêts à produire plus tard du lait pour nourrir un bébé, puisque, dès cette puberté, la jeune femme peut être enceinte et donner naissance à un enfant. Pour la femme, cette sécrétion cyclique va stimuler la croissance de l'utérus et le préparer à recevoir un ovule qui sera éliminé dans les menstruations si la fécondation n'a pas lieu. Chez l'homme, c'est aussi à la puberté que les testicules vont se mettre à sécréter l'hormone mâle, la testostérone, favorisant la croissance de la prostate pour permettre la fabrication de sperme. En fait, dans ces deux cas, chez l'homme comme chez la femme, on a affaire à des organes dont les cellules sont spécifiquement sensibles à l'information que leur apportent ces hormones sexuelles. Mais cette stimulation hormonale, si elle est nécessaire pour nous préparer à une éventuelle reproduction, peut parfois avoir un effet délétère en provoquant la croissance d'une cellule de l'un de ces organes qui, si elle est devenue maligne, va aboutir à un véritable cancer.

En troisième position des facteurs influents vient l'alimentation, qui est aussi un complice de notre criminel. Elle est responsable de près de 20 % des cancers ! Dans un cas sur cinq le cancer résulte donc de ce que nous mangeons, de la manière de choisir nos aliments, mais aussi de les cuisiner. Une alimentation saine, équilibrée et diversifiée, respectueuse des saisons est primordiale. Elle participe à la prévention des carences, de l'obésité, du cholestérol et du diabète, des maladies chroniques et parfois des cancers. Il est important par ailleurs de varier ses modes de cuisson : la cuisine au barbecue ou au wok est clairement cancérigène. Les aliments grillés, marqués par un film noir dû à la flamme, équivalent à une ingestion de fumée identique à celle du tabac, ce qui entraîne alors les mêmes risques pour la santé.

Les 20 % de complices restants se répartissent entre : les agents infectieux, comme le papillomavirus pour les cancers du col de l'utérus, du pénis, de l'anus et de la bouche, ou le virus de l'hépatite pour les cancers du foie ;

les facteurs physiques, tels que la radioactivité naturelle ou accidentelle, les rayons du soleil responsables de cancers de la peau ; ou encore l'hérédité, coupable de 5 % des cancers aussi bien du sein, comme ce fut le cas pour Angelina Jolie, que du côlon, ou de la plupart des autres.

Et les émotions dans tout ça, me direz-vous ? C'est volontairement que je ne les ai pas encore évoquées. Avant, il faut d'abord comprendre qui est notre tueur, cerner son profil. Et cela commence par l'identification de ses empreintes.

• Son empreinte cellulaire

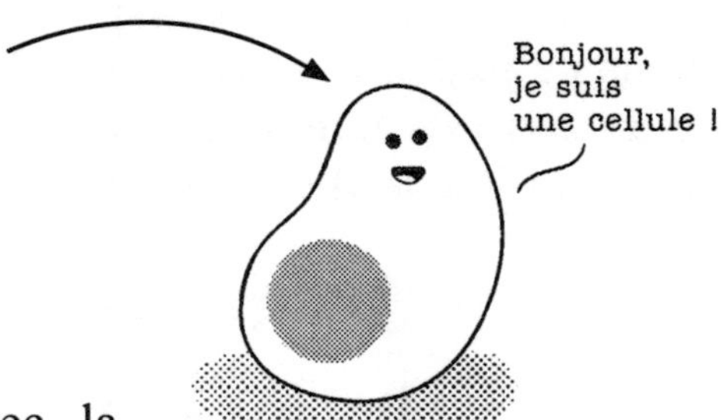

La cellule

Tout commence avec la cellule ! Si l'on veut avancer dans notre enquête, il nous faut nous demander ce qu'est exactement une cellule et d'où elle vient. En réalité, les cellules sont comme des petites briques qui, associées entre elles, constituent toutes les formes de la matière vivante. Tout ce qui vit sur la Terre – les plantes, les animaux, les êtres humains –, tout, je dis bien absolument tout ce qui vit est constitué de ces petites briques cellulaires. Un corps humain adulte en contient environ un million de milliards, soit 10 puissance 15 ! Ces cellules sont à l'origine de toutes les formes de vie : en fait, une nouvelle forme de vie, quelle qu'elle soit, commence toujours par la fécondation d'une cellule femelle par une cellule mâle. Fécondation d'un ovule par un spermatozoïde chez les êtres humains, du pistil par le pollen pour les plantes. Et, à partir du moment où cette fécondation s'est produite, deux phénomènes adviennent : l'un quantitatif, l'autre qualitatif.

Le phénomène quantitatif est ce qui permet la constitution d'un individu. Il débute dans les toutes premières secondes qui suivent cette fameuse fécondation et finira par conduire à l'apparition de millions de milliards de cellules. Mais comment passe-t-on d'une cellule à des millions de milliards de cellules ? C'est simple ! Par une série de divisions-multiplications : la première cellule de la nouvelle vie se divise pour donner naissance à deux

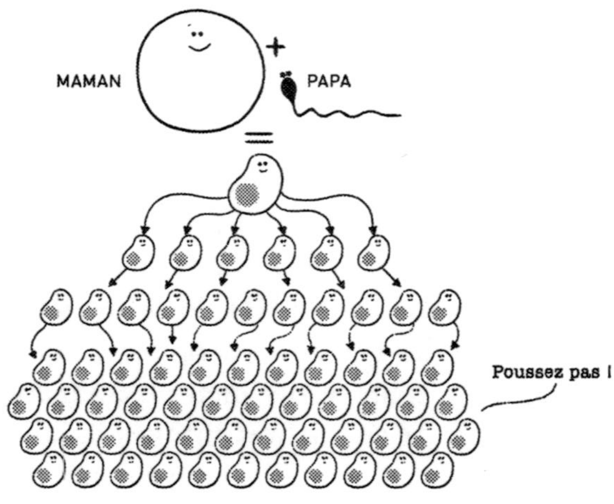

cellules. Puis ces deux cellules vont à leur tour se diviser et en donner quatre, puis huit, puis seize, trente-deux, soixante-quatre, cent vingt-huit, etc., jusqu'à arriver à un million de milliards – pour l'homme, du moins.

La matière vivante a cette capacité incroyable de se multiplier, de croître, à partir de presque rien. De passer de l'infiniment petit à l'infiniment grand ! Et notez bien que cela vaut pour toute matière vivante : aussi bien la petite fleur délicate que le majestueux éléphant. Ce monde cellulaire est d'une rare et prodigieuse complexité, et ce sont cette complexité et ces propriétés multiples qui permettent aux organismes de s'adapter à l'environnement parfois terriblement hostile qui les attend. On le verra un peu plus loin, cette multiplication cellulaire s'accomplit pendant la gestation : il faut passer d'une cellule fécondée microscopique, absolument invisible à l'œil nu, à un bébé qui va sortir du ventre de sa mère ! Mais ce même phénomène se produit également de manière plus lente tout au long de la vie et pour tous nos organes, au fur et à mesure que nos cellules meurent de leur belle mort pour être remplacées par de nouvelles cellules toutes neuves : ainsi, chaque jour, nous remplaçons environ soixante-dix millions de cellules ! Quel magnifique travail !

En effet, nos cellules ne sont pas éternelles. Comme nous, elles naissent, vivent pour effectuer leur mission, puis vieillissent et meurent. Elles sont d'ailleurs dotées d'une horloge biologique qui leur dit, à chaque instant, combien de temps il leur reste à vivre. Chaque cellule de notre corps, en fonction de l'organe auquel elle appartient, possède une durée de vie propre : quarante-huit heures pour les cellules de notre bouche par exemple, sept jours pour un globule blanc dans notre sang.

Outre cette multiplication cellulaire naturelle, il existe un autre cas où ce processus s'accentue : la cicatrisation. On y vient ! Prenez par exemple la peau de votre main. À chaque instant, quelques cellules vieillissantes meurent et de nouvelles les remplacent. La couverture cutanée de votre main reste ainsi stable. Imaginez maintenant que, par accident, vous vous blessiez et arrachiez une petite partie de cette peau. Vous avez une plaie saignante, qui n'est plus recouverte de derme. Alors, les cellules des deux berges de la plaie vont se reproduire à toute vitesse, et, progressivement, la lésion va se refermer. C'est grâce à cette production de cellules cutanées qu'en quelques jours il n'y paraîtra plus ! C'est la cicatrisation. Voilà donc pour notre phénomène quantitatif : les cellules se divisent pour générer de la matière vivante.

Parallèlement, un second phénomène va lui aussi se mettre en branle, qualitatif cette fois. Prenons l'exemple de l'homme : le futur être humain, avant même d'en arriver au stade de l'embryon, est déjà constitué de quelques centaines de cellules qui vont générer un mécanisme de « différenciation ». En quoi cela consiste-t-il ? On peut voir cette étape comme une prise de conscience cellulaire, à un moment, pourtant, où cette sorte de matière vivante est encore totalement neutre. Petit à petit, les cellules qui naissent assument des responsabilités et décident de se charger de constituer chacun des différents organes du futur corps humain. Certaines vont devenir des cellules du cœur, d'autres, des reins, du foie, de la rétine de l'œil, ou des neurones du cerveau, etc. En s'engageant dans ce nouveau processus – assez incroyable, vous en conviendrez ! –, chacune de ces cellules adopte la forme « identitaire » des cellules de l'organe qu'elle va former. Car les cellules du cœur ne ressemblent évidemment pas du tout aux cellules du cerveau ou de l'intestin ! Ce changement d'« identité » s'accompagne d'un double mouvement, fondamental lui aussi et strictement immuable au sein de chaque espèce vivante, sans lequel aucune vie ne serait possible : l'empreinte cellulaire, c'est exactement ça ! Cette empreinte identifie l'organe.

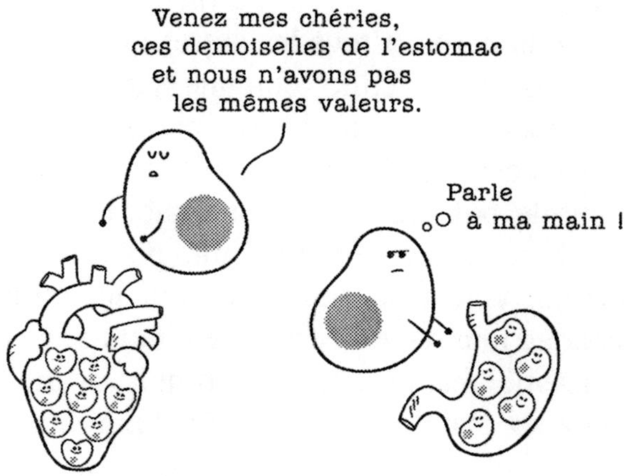

Notre enquête nous conduit maintenant sur les traces « généalogiques », pourrait-on dire, des cellules complices, ce qui va nous permettre de cerner le profil de notre tueur en série. Première étape : lorsqu'elles se différencient en cellules « identitaires » du futur organe, les cellules se

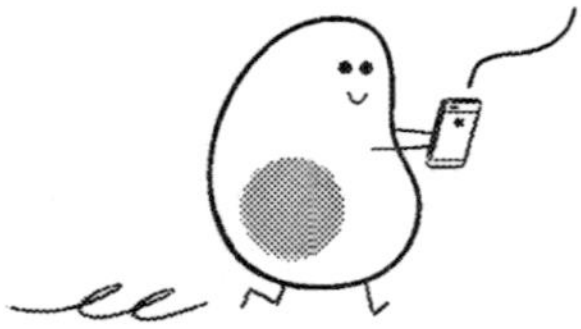

déplacent les unes par rapport aux autres pour se positionner toujours à l'endroit précis où l'organe en question se trouvera. Ainsi, les cellules du cœur vont se mettre là où le cœur est logé, et il en va de même pour toutes les autres parties du corps et tous les autres organes – thorax, poumons, foie, reins, rétine, colonne vertébrale, etc. Je vous laisse imaginer la complexité des itinéraires qu'empruntent toutes ces cellules pour se placer chacune au bon endroit, dans le bon rapport anatomique, et ce, les unes par rapport aux autres ! Et pourtant, pour les milliards d'individus qui vivent ou ont vécu, pour les millions qui naissent chaque jour, ce processus de circulation cellulaire d'une invraisemblable précision se produit invariablement. Vous comprenez maintenant comment et pourquoi, au sein d'une espèce donnée, tous les individus ont les organes aux mêmes endroits ! Gardez bien en tête ce mouvement cellulaire ; c'est un élément capital à mémoriser pour la suite de notre enquête. Et si vous trouvez cela bluffant, attendez de voir le second mécanisme, qui est encore plus surprenant…

Dans ce tumulte de modifications cellulaires, les changements ne sont pas seulement topographiques, pourrait-on dire. Ils sont aussi d'ordre physiologique. Revenons à nos cellules qui se différencient pour devenir la première cellule d'un futur organe. Prenons la première cellule du cœur. Dès qu'elle s'est différenciée, elle continue à se diviser : une seule et unique cellule va donner deux cellules du cœur, puis quatre, puis huit, seize, trente-deux, etc., jusqu'à ce que toutes ces cellules en viennent à constituer l'organe du cœur. Mais l'organe n'a d'importance que par la fonction qu'il va assurer. En l'occurrence, pour le cœur, battre régulièrement afin de permettre la circulation sanguine. Or, si le cœur bat, c'est parce que chacune des cellules qui le composent bat elle-même, et qu'elle bat en parfaite synchronisation avec toutes ses petites congénères. C'est parce que chaque cellule du cœur bat que le cœur bat lui aussi, et c'est parce que le cœur bat que le sang circule. Donc, ce qui constitue ce nouveau processus de modification cellulaire, c'est l'acquisition, par cette première cellule différenciée en cellule cardiaque, de la capacité de battre avant même de constituer l'organe. Ce point est la clef ! C'est cette faculté spécifique, acquise, qu'elle transmet ensuite à sa descendance. Vous avez compris : détail majeur, la cellule domine et détermine tout. Vous voyez où je veux en venir ? Vous le pressentez ? Parfait ! Vous êtes sur la bonne voie ! Poursuivons.

L'acquisition de cette fonction et sa transmission à toute une population cellulaire permettent à l'organe qui se constitue de jouer son rôle dans le corps et de le poursuivre toute la vie durant, au fur et à mesure du remplacement cellulaire.

Si tout ce que l'on vient de dire est vrai pour les cellules cardiaques, il l'est aussi des autres organes, qu'il s'agisse des cellules rénales capables d'épurer le sang et de fabriquer l'urine, des cellules pulmonaires servant à exsuffler le gaz carbonique et à inspirer l'oxygène, ou des cellules du cerveau qui contrôlent nos mouvements, nos sensations ou nos pensées. N'est-ce pas fantastique de concevoir que toutes ces cellules différenciées proviennent, au départ, d'une première cellule – ce fameux ovule fécondé par le spermatozoïde ? Cette première cellule a donné naissance à environ deux cents types de cellules différentes, à l'origine pour chacune d'entre elles d'un organe assurant une fonction spécifique. Cela prouve que cette toute première cellule portait en elle deux cents fonctions potentielles, d'où son nom de « totipotente ». En réalité, il n'y a pas que cet ovule fécondé qui soit totipotent, capable de donner naissance à n'importe quel type de cellule différenciée. Cette totipotence est encore portée par les quelques premières générations de cellules – que vous connaissez sous le nom de « cellules souches ». C'est d'ailleurs pour cela que la recherche à leur sujet semble aussi prometteuse, puisqu'il suffirait – en théorie, du moins, car les choses ne sont pas aussi simples que cela – de prendre une de ces cellules souches, de la mettre au milieu d'un organe défaillant et de l'obliger à se différencier dans une cellule de cet organe pour obtenir un nouvel organe tout neuf remplaçant celui qui ne fonctionne plus.

Bien. Maintenant que nous avons examiné l'empreinte d'une cellule, reprenons tous les éléments à notre disposition. Ils nous accompagneront au cours de notre investigation. Voici le premier bilan provisoire de notre enquête :

1. Tout ce qui vit est constitué de cellules.
2. Toutes les cellules d'un humain, d'un animal, d'un végétal proviennent d'une première cellule fécondée au double destin : se multiplier pour créer la matière vivante et se différencier pour fabriquer un organe.
3. La cellule gouverne tout.

Et, justement, si nous regardions maintenant comment nos petites cellules prennent en main leur destin ?

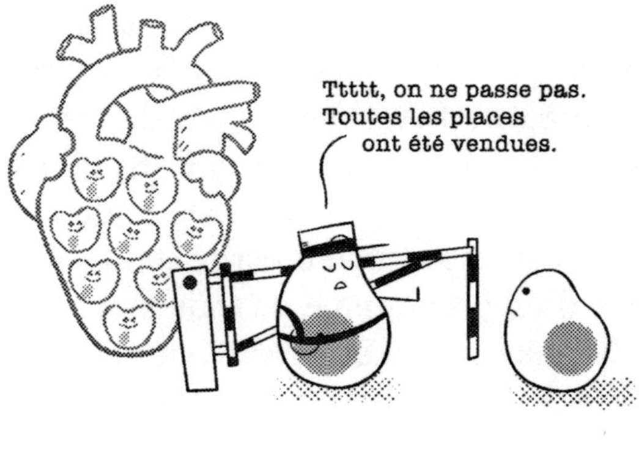
Ttttt, on ne passe pas.
Toutes les places
ont été vendues.

Résumons ! Nous avons commencé par identifier le cancer comme une « boule », avant de nous intéresser à ce qui la constitue : les cellules. Entrons maintenant à l'intérieur de ces cellules, à l'échelle de l'infiniment petit, pour voir comment elles fonctionnent. Nous entamons ici une visite, à la recherche d'indices biologiques pour maîtriser le schéma de pensée de la cellule, qui peut se résumer ainsi : la cellule pense, donc elle est !

• Son empreinte génétique

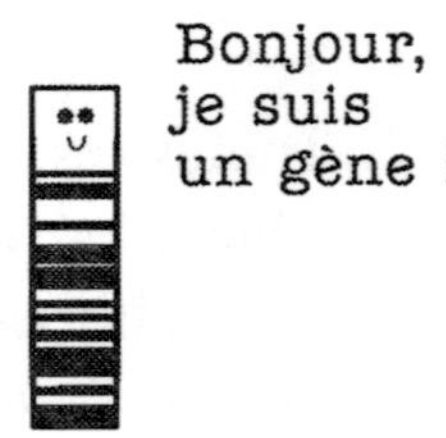

Les gènes

Pour faire simple, une cellule est une toute petite capsule entourée d'une membrane, une sorte de sac plastique dans lequel elle transporte un certain nombre d'éléments indispensables à la réalisation de ses activités. Ces activités sont de deux ordres : se diviser pour fabriquer de nouvelles cellules (c'est le phénomène quantitatif dont nous venons de parler) et assurer sa fonction, à savoir être capable de battre pour une cellule du cœur (c'est le phénomène qualitatif). Or, une cellule est comparable à un ordinateur : elle est inutilisable sans logiciel. Vous en conviendrez : il est impossible d'écrire un document si on ne dispose pas d'un programme de traitement de texte, ou d'aller chercher une information sur Internet sans moteur de recherche. Eh bien, pour notre petite cellule, c'est exactement la même chose : elle ne peut pas se diviser ou battre si elle n'a pas les « logiciels » qui conviennent. Or, ces logiciels, ce sont en fait nos *gènes* !

Le nombre et la nature de ces gènes constituent le patrimoine génétique propre à chaque espèce. Les gènes sont des sortes de recettes qui permettent à la cellule non pas de cuisiner un plat, bien sûr, mais de comprendre ce qu'elle doit faire pour se diviser ou fabriquer les outils (les *protéines*) nécessaires à sa fonction. Ces gènes sont écrits sur nos *chromosomes*, dont le nombre et la forme sont, là aussi, spécifiques à chaque espèce. Chez l'être humain, chaque cellule renferme quarante-six chromosomes, qui contiennent au total environ vingt-cinq mille gènes.

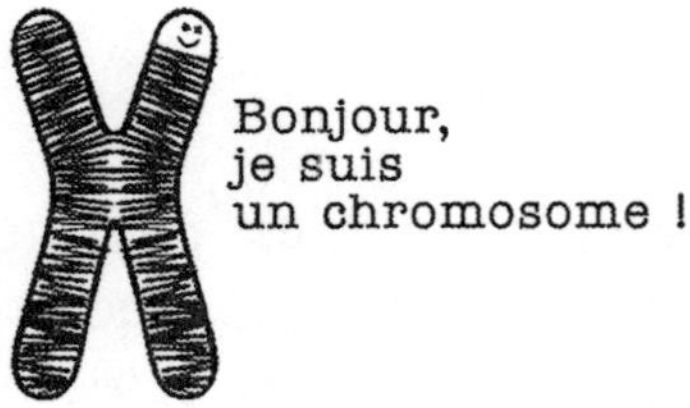

Quand on observe de près ces chromosomes, on s'aperçoit qu'ils sont faits de filaments très fins d'ADN. Vous savez, le fameux ADN dont on parle dans les enquêtes policières, qui est si spécifique à chaque individu que, s'il est retrouvé sur une scène de crime, il permet immédiatement d'identifier l'assassin – à condition que son ADN soit consigné dans un fichier, mais c'est une autre affaire. Donc, à l'intérieur de chacune de nos cellules se trouvent quarante-six chromosomes formés chacun de deux filaments d'ADN, qui mesurent une fois déroulés deux mètres de long. C'est dire si ces filaments sont fins et donc… fragiles à cause de leur longueur. Imaginez, nous avons dans notre corps environ un million de milliards de cellules qui contiennent chacune quatre mètres d'ADN ; cela signifie que, mis bout à bout, ces filaments pourraient parcourir plusieurs fois la distance qui sépare la Terre de la Lune ! Et encore, on parle ici de l'ADN d'un seul individu !

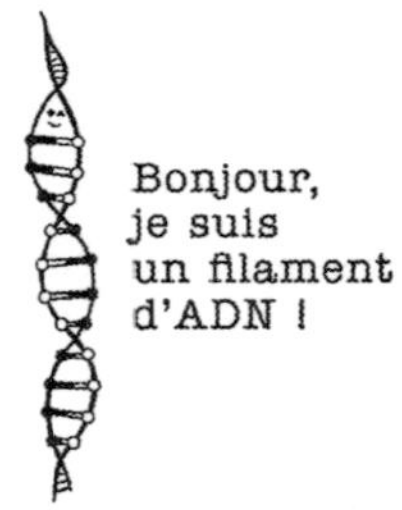

Si j'insiste sur ce point, c'est pour que vous compreniez la fragilité liée à l'extrême finesse de notre ADN, alors même qu'il est le support de ce qu'il y a de plus important pour nous : notre identité. Notre carte d'identité génétique est le résultat d'un mélange entre des caractères génétiques transmis par la mère et le père. En effet, chacun fournit, dans la fécondation de la première cellule, une moitié de l'ADN. L'identité de tout individu est donc constituée d'une partie des gènes de chacun de ses parents. Ce transfert, qui n'est rien d'autre que ce que tout le monde appelle l'*hérédité*, se produit à chaque nouvelle fécondation par la transmission d'ADN.

C'est pour cela que chacune de nos cellules renferme deux brins d'ADN qui constituent nos chromosomes. Ces deux filaments d'ADN – c'est capital – sont situés dans le cœur de la cellule, parallèlement l'un à l'autre, enroulés tous les deux dans une sorte d'hélice. Cette disposition fait que, à chaque endroit du *génome*, on trouve deux gènes identiques qui se font face : un gène du père et un gène de la mère.

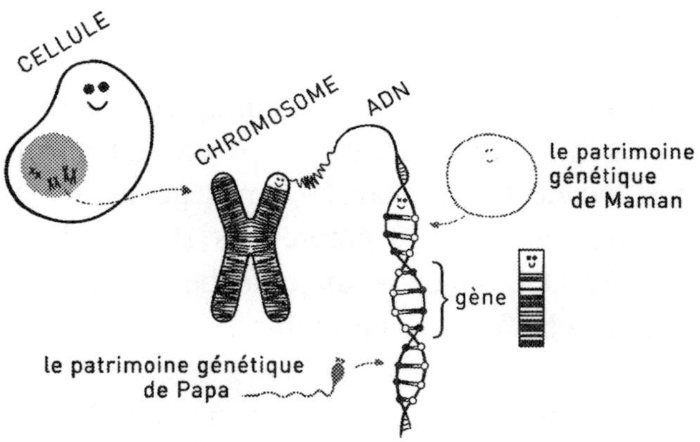

Si l'information portée par le gène est identique des deux côtés – pour déterminer, par exemple, le fait d'avoir deux bras (et non un ou trois !) –, le problème est simple, et le caractère génétique est aussitôt transcrit. En revanche, si les deux informations portées par les gènes qui se font face ne sont pas les mêmes – si votre père a les yeux bleus et votre mère, les yeux marron –, alors le système de lecture gardera l'information du gène dit *dominant*, et c'est cette information qui sera retranscrite et transformée en donnée finale : la couleur des yeux du futur individu. Le gène non dominant est appelé *récessif* : il est présent dans votre patrimoine génétique, hérité de vos parents, mais il ne s'exprime pas. Au total, on le comprend, notre identité, qui est portée par nos gènes, est le résultat d'un subtil et savant mélange des gènes dont nous avons hérité.

Le code génétique

Tous les mêmes et pourtant tous uniques ! Cette identité héritée à la fois en tant qu'espèce et en tant qu'individu est le résultat de la singularité de nos gènes. On l'a dit, ils sont posés comme des empreintes sur ce long « parchemin » d'ADN, grâce à un alphabet appelé le *code génétique*. Déchiffrons-le ensemble…

Il s'agit d'un alphabet extrêmement simple puisqu'il ne comprend que quatre lettres : A-T-C-G. Ces quatre lettres correspondent à quatre molécules différentes (l'adénine, la thymine, la cytosine et la guanine, d'où ce nom d'« ATCG ») qui, en s'associant les unes aux autres, dans un ordre précis, épellent des mots ; mis bout à bout, ces mots constituent des phrases qui, elles-mêmes, vont programmer la cellule. C'est le langage cellulaire ! Sur un brin de deux mètres d'ADN, on trouve trois milliards de ces lettres qui se tiennent les unes aux autres et qui forment notre patrimoine génétique.

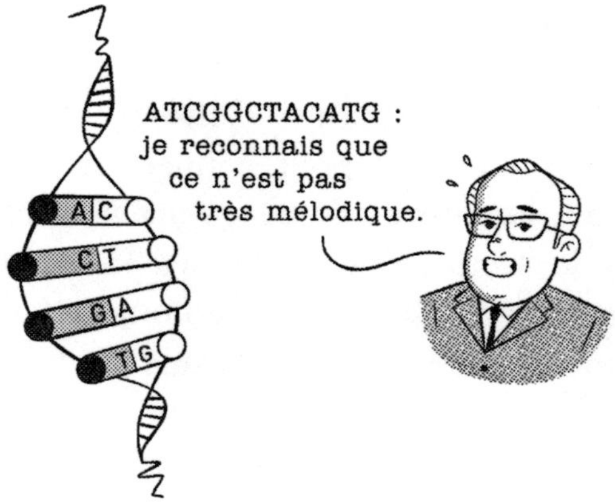
ATCGGCTACATG : je reconnais que ce n'est pas très mélodique.
A C
C T
G A
T G

Faisons le point sur les indices recueillis : un million de milliards de cellules contiennent chacune deux brins d'ADN – soit quatre mètres d'ADN – constitués chacun de trois milliards de lettres génétiques. Tout ce petit monde correspondant à notre identité génétique. On peut d'ores et déjà dégager deux caractéristiques du portrait de notre futur tueur ! Une extrême fragilité et une complexité particulière. Mais une troisième propriété, indispensable, s'impose, pour comprendre pourquoi nous ne développons pas tous un cancer.

Cette propriété, dont vous avez sans doute l'intuition, est la robustesse. Nous savons désormais que certains éléments de notre apparence, comme la couleur de nos yeux ou celle de nos cheveux par exemple, de même que l'aspect propre d'une fleur, sont de nature génétique et se transmettent de façon héréditaire de génération en génération.

Pour autant, on l'a vu, ces gènes sont portés, dans les chromosomes, par une structure d'une extrême petitesse et donc d'une certaine fragilité. Celle-ci – pas besoin de sortir de Polytechnique pour l'imaginer – pourrait, et même devrait, conduire ces gènes à s'abîmer et à se modifier dans le temps, entraînant dès lors une modification du caractère exprimé – comme, dans notre exemple, la couleur des yeux ou d'une fleur. Or, cela ne se produit jamais... Nous pouvons donc intuitivement imaginer que, malgré sa fragilité, ce système de gènes doit être très robuste. Que se passerait-il si cette solidité n'était pas au rendez-vous ? Délicats, nos gènes se détérioreraient, et nous pourrions nous réveiller un beau matin avec trois bras, ou devenir blonds du jour au lendemain ! De même, une rose deviendrait subitement une marguerite et un chien se métamorphoserait en chat ! Heureusement, nous sommes bel et bien protégés par des gènes résistants qui, pour toute la durée de la vie, demeurent absolument stables.

Et il en va de même tout au long de l'évolution : nous ressemblons en tout point aux hommes ayant vécu il y a cinq mille ou dix mille ans. Nos traits d'humains, qui sont le résultat de l'expression de nos gènes, n'ont pratiquement pas changé, y compris sur des échelles de temps relativement importantes, ou, en tout cas, ont changé d'une manière si lente que cela est imperceptible. Cette stabilité de l'expression correspond à l'évidence à un parfait équilibre entre fragilité et robustesse.

Pour résumer, trois propriétés se dégagent de l'étude de nos gènes : la complexité, la fragilité, la robustesse. Or, c'est le déséquilibre entre les deux dernières qui va entraîner l'apparition d'un cancer. Comment ? C'est le cœur de la question qui nous occupe ! Suivez-moi, nous allons le découvrir ensemble.

L'incroyable fonctionnement des gènes

Nous avons vu qu'une cellule avait deux types d'activité : se diviser, et assurer la fonction spécifique propre à sa différenciation. Nous avons également vu que la cellule obéissait à ses gènes. On peut donc en déduire qu'il existe au moins deux types de gènes : des gènes qui conditionnent la division cellulaire et des gènes qui expliquent à la cellule comment faire pour assurer la fonction qui est la sienne. En réalité, il en existe trois ! Il y a aussi des gènes *interrupteurs*, qui assurent le contrôle des deux premiers en les allumant (en les activant) ou en les éteignant (en les inactivant). Ces derniers sont d'une importance capitale, puisque c'est de leur mise en route dans un sens positif (*activation*) ou négatif (*inactivation*) que va dépendre ce que, finalement, une cellule fera ou ne fera pas. Sacrée petite cellule intelligente !

GÈNE DE FONCTION

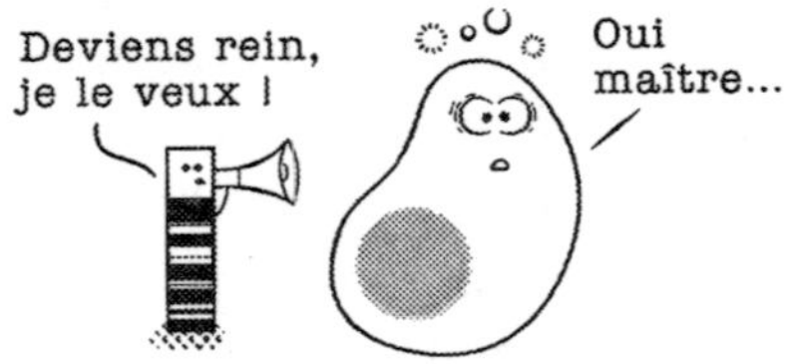

GÈNE DE MULTIPLICATION

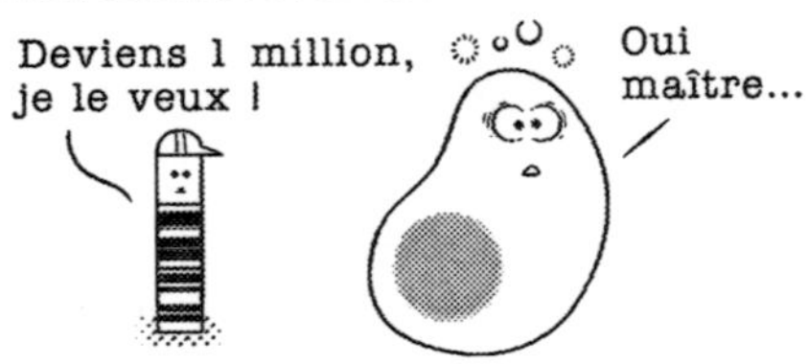

GÈNE INTERRUPTEUR

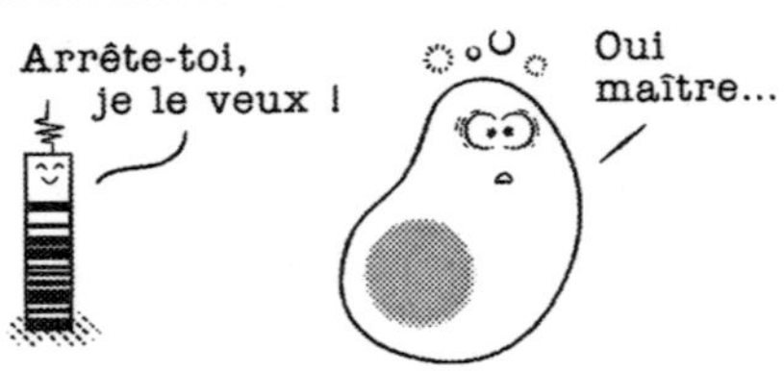

Rappelez-vous : on a dit que les premières cellules étaient capables aussi bien de battre, comme le fait une cellule cardiaque, que de voir, comme le fait une cellule de la rétine de nos yeux. Puis, à un moment, par la différenciation, la descendance de cette cellule souche ne va plus développer qu'une seule activité ! Comment cela peut-il se produire ? Très simplement : en se différenciant, cette cellule allume le gène de fonction dont elle a besoin et éteint tous les autres gènes fonctionnels dont elle n'a plus l'utilité. Ainsi, une cellule du cœur battra mais sera incapable de voir, et une cellule de l'œil pourra voir mais ne battra pas ! Heureusement ! Car imaginez que ce processus ne se produise pas convenablement, et vous vous retrouveriez avec des yeux qui battraient soixante-dix fois par minute, ou des cellules respiratoires qui fabriqueraient de l'urine…

Si tous les gènes à l'origine de toutes les fonctions cellulaires existent bien à l'intérieur de chacune de nos cellules, le contrôle rigoureux de l'activité de ces gènes par les gènes interrupteurs, ou *régulateurs*, permet à chaque cellule de ne faire que ce qu'elle doit faire, et rien d'autre. Ce qui vaut pour le contrôle des gènes de fonction vaut évidemment pour les gènes de division cellulaire. Comme pour les premiers, il existe, sur notre ADN, des gènes qui disent à la cellule de se diviser en deux et qui lui expliquent comment faire. Bien sûr, ici, il s'agit simplement de choisir entre allumer les gènes qui vont conduire à enclencher la division cellulaire ou, au contraire, éteindre ces gènes, la cellule concernée ne se multipliant alors plus.

Ce phénomène de régulation de la prolifération cellulaire est fondamental, bien plus d'ailleurs que le contrôle, dans une cellule, de l'activité d'un gène de fonction : si, au milieu du cœur, constitué de millions de cellules toutes identiques et toutes en train de battre en parfaite synchronisation, l'une d'entre elles cessait son travail parce que l'interrupteur s'était éteint, il ne se passerait en réalité pas grand-chose. Pour tout dire, vous ne vous en rendriez même pas compte.

En revanche, au niveau des gènes de multiplication cellulaire, ce phénomène de contrôle est essentiel. Que la multiplication s'arrête, alors qu'elle ne le devrait pas, au moment crucial de l'*embryogenèse*, c'est-à-dire quand le futur bébé est en train d'être fabriqué chez une femme enceinte, et il manquera au nouveau-né un bras, ou une jambe, ou un organe. Ou encore, imaginons que ces gènes de multiplication s'arrêtent de fonctionner trop tôt, et l'organe dans lequel cette interruption se produit sera atrophié.

Cet incroyable fonctionnement persiste toute la vie durant. Souvenez-vous du processus de cicatrisation. Vous vous blessez. Une brèche apparaît sur votre peau. Les cellules positionnées sur les deux berges de la cicatrice vont immédiatement recevoir l'ordre de se multiplier afin de créer assez de nouvelles cellules pour recouvrir la blessure. Les interrupteurs des gènes de division vont activer ces gènes, et ces cellules vont se multiplier, de manière à réparer progressivement le manque de peau.

À l'inverse, une fois que les cellules des deux berges arrivent au contact les unes des autres, que les deux rives de la blessure se rejoignent, l'interrupteur va inactiver les gènes de prolifération, de division, et la peau va cesser de croître. Si, durant la première phase, l'activation n'a pas lieu, il n'y aura pas de cicatrisation. Si, lors de la seconde phase, l'inactivation ne se produit pas, les cellules de votre peau vont continuer indéfiniment à se multiplier et créer des boursouflures ! Cet équilibre permanent et subtil entre activation et inactivation des gènes de division cellulaire est crucial pour l'harmonie de la vie, car la vie dépend intégralement de ce processus. La première cellule fécondée active immédiatement ses gènes multiplicateurs et commence alors à se diviser : une cellule en donne deux, puis quatre, huit, seize, trente-deux…

C'est là un processus strictement physiologique. Et si ce processus est dévoyé, mis en jeu de façon anormale, non nécessaire, alors le cancer se développe. Imaginons une cellule différenciée, du sein par exemple, ou du poumon. Imaginons ensuite que s'active, sans que l'organisme en ait besoin, un de ses gènes de multiplication. Alors cette cellule, anormale puisqu'elle ne répond plus à aucun contrôle, va se multiplier et donner deux cellules, puis quatre, huit, seize, etc., jusqu'à un milliard de cellules cancéreuses, qui constitueront une tumeur de un centimètre de diamètre, la fameuse boule…

Maintenant, l'empreinte du cancer est identifiée. « Identifiée » ne veut pas dire « solutionnée ». Vous allez comprendre pourquoi !

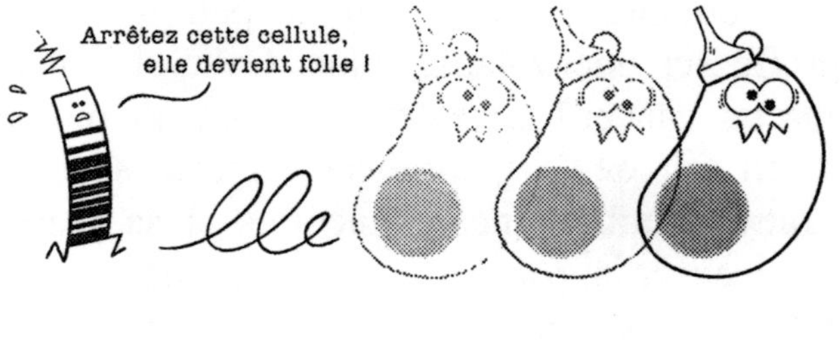

Oncogènes et anti-oncogènes en action

Oui, ce sont justement ces gènes de multiplication qui nous intéressent. Mais qui sont-ils et comment fonctionnent-ils ? Partons à leur découverte, en 1911, en faisant un petit détour par la côte est des États-Unis, quelque temps avant les fêtes de Thanksgiving. Un éleveur de volailles s'aperçoit que ses bêtes meurent les unes après les autres, toutes atteintes d'une volumineuse tumeur qui s'est développée sur les muscles des pattes. L'affolement le gagne. Sa première hypothèse, à en juger par la vitesse de propagation de cette maladie, est qu'il doit s'agir d'une épidémie. Il se rend donc au centre de recherche Johns-Hopkins le plus proche, et demande de l'aide. On dépêche auprès de lui un jeune virologue du nom de Rous. Après avoir constaté la réalité de cette inexplicable épidémie de cancers musculaires que l'on appelle des *sarcomes*, le docteur Rous va mener un certain nombre d'expériences.

Dans un premier temps, il prend un petit bout de tumeur et le greffe sur une volaille saine. Celle-ci développe à son tour un cancer ! Ensuite, il extrait un morceau de tumeur, en fait de la bouillie et l'injecte sous la peau d'une autre volaille. Encore une fois, à sa grande surprise, un cancer apparaît au bout de quelques jours à l'endroit de l'injection. Lors de sa troisième expérience (bien sûr, je simplifie l'histoire), il écrase un fragment de tumeur, lave la bouillie et recueille l'eau de lavage, qu'il injecte, et, là encore, un cancer surgit. Il n'en revient pas. En effet, ses expériences démontrent que cette tumeur, transmissible par greffe ou par injection, est capable de provoquer elle-même l'apparition d'une tumeur. Il reprend donc cette « eau de lavage » du sarcome. Il la purifie – en tout cas, autant qu'on pouvait la purifier au début du XXe siècle – en la faisant couler à travers un filtre en porcelaine qui bloque toutes les cellules, débris cellulaires, bactéries, champignons… Ce filtre ne laisse passer que la forme de vie la plus petite qui soit : les virus. Or, l'injection de ce liquide filtré provoque à son tour un cancer chez la volaille !

Après de nombreuses autres expériences, il parvient à isoler un petit virus de cette eau filtrée et confirme que l'injection de ce virus jusqu'alors inconnu suffit à induire l'apparition d'un sarcome. Ce virus fut par la suite baptisé *virus du sarcome de Rous*, et le docteur Rous reçut quelques années plus tard, en 1966, le prix Nobel de médecine. Il venait de démontrer qu'un virus pouvait provoquer un cancer ! Un pas énorme dans la recherche. Depuis, de très nombreux virus capables de provoquer une maladie maligne ont été découverts. Pour n'en citer que quelques-uns : le HPV, ou « papillomavirus », qui est à l'origine des cancers du col de l'utérus, du pénis, de l'anus ou de la bouche, ou le virus de l'hépatite, qui entraîne les cancers du foie, ou encore le virus d'Epstein-Barr (EBV), qui provoque certains cancers des ganglions.

Si je vous ai raconté cette anecdote historique, c'est pour revenir à nos gènes qui sont à l'origine du cancer. Nos fameux gènes du cancer ! En effet, la découverte du docteur Rous n'a été que la première phase de notre compréhension des liens entre ces gènes et le cancer. L'ultime étape s'est produite à la fin des années soixante. Entre-temps, certains chercheurs avaient fait une découverte considérable qui allait donner naissance à ce que l'on appelle la *biologie moléculaire*, c'est-à-dire la biologie qui étudie tout ce qui vit, mais à l'échelle de l'infiniment petit, bien plus petit que ce que permettait d'observer le microscope, à l'échelle des molécules elles-mêmes.

Revenons à nos chercheurs à la fin des années soixante. Leur découverte portait sur la mise au point d'enzymes très spécifiques, capables de découper le matériel génétique, et notamment l'ADN, en petits bouts, de manière à en permettre le séquençage. Cette équipe, essentiellement américaine, mais qui comportait un chercheur français, le docteur Stéhelin, reprit alors les expériences du docteur Rous et les mena à leur terme. Elle réussit à prélever, à l'intérieur du virus de Rous, son ADN. Celui-ci était, bien sûr, beaucoup plus simple et rudimentaire que celui d'un être humain ou d'un quelconque mammifère. Grâce aux enzymes de séquençage, ils constatèrent que l'ADN de ce virus ne comportait que quatre gènes.

Ils injectèrent l'ADN du virus à une volaille, et ce seul ADN fut capable de provoquer l'apparition d'un sarcome, d'une tumeur maligne donc ! Ensuite, ils découpèrent cet

ADN et inoculèrent, tour à tour, chacun de ses quatre gènes. Le premier provoqua de la fièvre, le deuxième, un bouton au site d'injection, etc. Quand ils comprirent qu'un des quatre gènes du virus du sarcome de Rous – un seul petit gène – était capable de provoquer, à lui tout seul, ce fameux sarcome, ils surent que cette découverte allait faire énormément de bruit dans la communauté des chercheurs. Ce fut le cas. On venait de démontrer qu'un gène, certes le gène d'un virus, mais un petit gène pouvait à lui seul induire un cancer chez l'animal.

On baptisa ce gène *oncogène* (du grec *onkos*, qui signifie « tumeur ») ou *gène de tumeur*. Et la plupart des membres de cette équipe reçurent à leur tour le prix Nobel

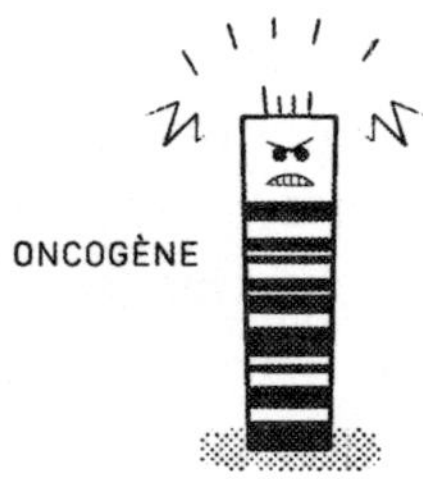

en 1989 ! Le premier oncogène venait d'être trouvé, le premier gène capable de provoquer un cancer. À compter de ce jour, les chercheurs du monde entier se mirent à en chercher d'autres, dans l'ADN de toutes les espèces vivantes. Et quelle ne fut pas la nouvelle surprise que leur réservait ce tueur en série de cancer ? Ces oncogènes étaient présents dans l'ADN de tout ce qui vit sur la Terre ! Mais pourquoi donc ? Normalement, au fur et à mesure de l'évolution des espèces vivantes, on le sait, de génération en génération, celles-ci se débarrassent de ce qui ne leur sert à rien. Alors pourquoi, depuis le début de l'évolution jusqu'à aujourd'hui, toutes les espèces avaient-elles conservé ces gènes si mortels ?

La réponse s'imposa vite : l'intelligence cellulaire ! Souvenez-vous, au début d'une nouvelle vie dans l'utérus d'une femme enceinte, par exemple, une cellule provenant de la fécondation d'un ovule par un spermatozoïde se divise en deux, puis de nouveau en deux pour en donner quatre, puis huit, seize, trente-deux, soixante-quatre, cent vingt-huit, etc., jusqu'à constituer un embryon. Mais rappelez-vous aussi comment, un jour, une cellule, chez vous, chez moi, devient cancéreuse et se met alors à se multiplier bien qu'on ne le lui ait pas demandé. Une cellule « coupable » ! Cette cellule donne deux cellules, puis quatre, seize, trente-deux, soixante-quatre, cent vingt-huit, etc., jusqu'à constituer, cette fois, une tumeur cancéreuse accessible au diagnostic. Remémorez-vous le parallélisme entre les deux situations, l'une normale, physiologique, qui conduit à la création d'un être vivant, et l'autre anormale, pathologique, qui aboutit à la création d'une tumeur cancéreuse. Dans les deux cas, c'est exactement le même processus qui va être à l'œuvre.

C'est la raison de la mise en route de ce mécanisme qui diffère, et non le processus en lui-même ! Si toutes les espèces ont conservé ces gènes au cours de l'évolution, c'est donc parce que ces gènes de cancer… sont en fait les gènes de la vie. Sans eux, pas de création de matière vivante, pas de nouvelles cellules. Pas de croissance d'un individu. Pas de cicatrisation d'une blessure ou d'une opération. Pas de renouvellement de nos cellules malades ou vieillissantes. Les oncogènes sont en fait, par leur rôle dans la division cellulaire, les gènes à l'origine de la vie ! À la fois responsables de la vie, mais aussi porteurs de mort…

Toutefois, l'histoire ne s'arrête pas là ! En 1971, le docteur A. G. Knudson fit une observation surprenante. Ce jour-là, il séquençait de l'ADN provenant de différents cancers. Il s'attendait à trouver, comme chaque fois dans ces ADN, un oncogène en excès ou en excès d'activation. Mais là, immense surprise : sur l'ADN d'une tumeur de l'œil que l'on appelle *rétinoblastome*, il trouve des gènes en moins ! Ahurissant ! Des gènes en moins ! Pour des cellules qui se divisent plus ! Une première ! Comment expliquer un « excès » de stimulation de la prolifération, avec du matériel génétique « en moins » ?

Il finit par émettre l'hypothèse que le gène manquant était en fait l'opposé d'un oncogène : il le baptisa même *gène suppresseur de tumeur* ou *anti-oncogène*. Et voilà que le tableau du contrôle indispensable de la prolifération cellulaire se mettait peu à peu en place : d'un côté, des gènes stimulateurs qui déclenchent la division ; de l'autre, des gènes qui l'arrêtent, la freinent lorsqu'elle n'est plus nécessaire.

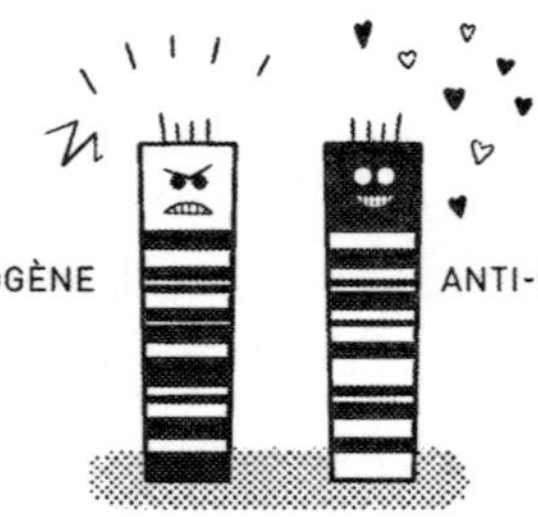

Reprenons l'image de la blessure cutanée : dès que la plaie se produit, les oncogènes des cellules situées sur les berges de la blessure s'activent, et de nouvelles cellules sont créées pour colmater la brèche. Mais une fois que les deux berges se rejoignent et que la plaie est cicatrisée, ces cellules activent leurs anti-oncogènes, et la prolifération cellulaire s'arrête net. Qu'il y ait un excès des premiers ou un défaut des seconds et la cellule s'emballe, se multiplie, prolifère et aboutit à un cancer. Et c'est du déséquilibre entre ces deux forces génétiques – oncogènes et anti-oncogènes – contradictoires que naît la vie. C'est de ce déséquilibre entre ces deux forces que naît le cancer.

Poursuivons notre investigation. Si un cancer résulte de l'excès d'activation ou du défaut d'inhibition des gènes, alors comment se produisent ces excès ou ces défauts ? Qu'est-ce qui les déclenche ? À ce stade, un petit retour s'impose. Revenons à notre petite cellule qui se divise, à ce que l'on appelle en biologie une *mitose* et à notre fameux brin très fin et très long d'ADN. Nous avons vu que sur ce filament d'ADN étaient écrits vingt-cinq mille gènes, essentiellement des gènes qui ordonnent comment battre, comment voir, comment respirer ou fabriquer de l'urine (les gènes de fonction), et des gènes qui guident la cellule pour qu'elle se divise, s'engage dans une mitose, ou qu'elle arrête de se diviser (les gènes de multiplication) ; plus toute une série de gènes interrupteurs placés juste à côté de chacun des autres gènes pour contrôler leur activation ou leur inhibition.

Or, la mise en route d'un gène aboutit toujours à la fabrication d'une protéine qui va permettre soit d'assurer la fonction de la cellule, soit de réguler le mécanisme de division (que ce soit pour l'augmenter ou la freiner).

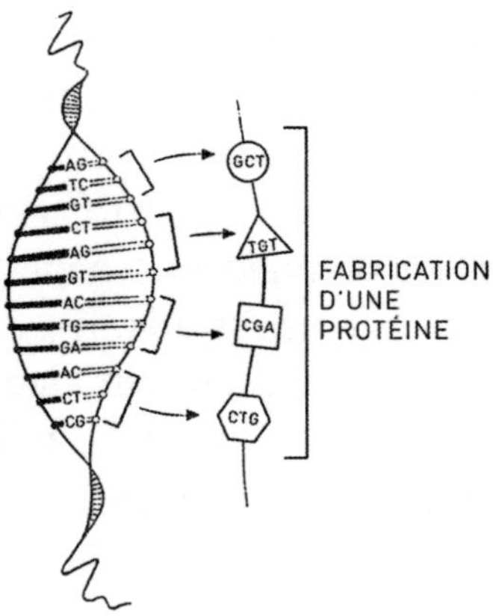

Par exemple, pour le cœur, la cellule cardiaque, sous le contrôle de son gène fonctionnel activé, fabrique une protéine dont la tendance est de se contracter et de se relâcher ensuite (de manière à produire le battement cardiaque). De même, dans la rétine, les cellules fabriquent, toujours sous le contrôle de leur gène fonctionnel activé, une protéine sensible à la lumière : lorsque cette lumière l'active, elle transmet au cerveau, par l'intermédiaire du nerf optique, un message électrique qui va permettre que l'on voie.

Finalement, on l'a bien compris à présent, les gènes du cancer sont les gènes de la vie ! Par nature, le cancer n'est qu'un excès de vie, une vie qui prolifère, une vie exubérante, incontrôlée. Une vie chaotique ! Vous l'avez saisi, ce merveilleux équilibre définit ce que nous appelons communément la *vie*. Que nous soyons petits ou grands, gros ou maigres, hommes ou femmes, humains ou animaux, tout tient à ce qu'il y a de plus infiniment petit en biologie, quatre molécules qui, en s'associant les unes aux autres, écrivent ce que nous sommes, mais tout autant – réfléchissez-y –, ce que nous avons été en tant qu'humanité comme ce que nous pourrons être un jour. Ces quatre molécules, en écrivant nos gènes, nous rendent si performants, si intelligents, si adaptés en tant qu'espèce, et en même temps nous inscrivent dans une incroyable fragilité à chaque instant. C'est la suite de notre enquête, le mode opératoire, qui change tout !

CHAPITRE II

LA SCÈNE DE CRIME

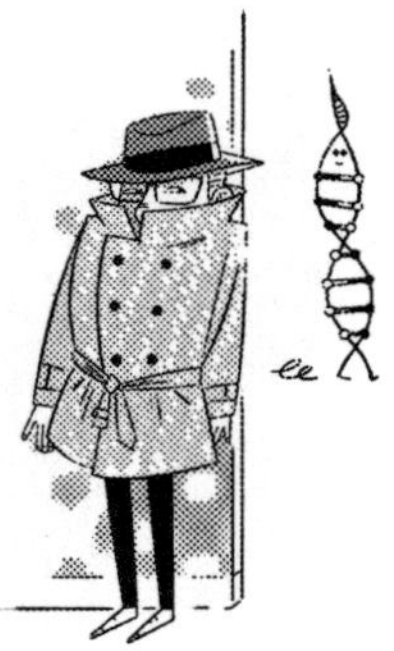

• Les mutations

Maintenant que le profil du tueur a été établi, il s'agit d'observer où il opère, ce qu'on appellera ici *la scène de crime*. Pour cela, nous allons entrer dans l'antichambre de nos gènes. Vous vous souvenez, ils sont tous écrits à l'aide des quatre lettres (A-T-C-G) du code génétique. Bien, poursuivons alors ! Nos gènes se déplacent, provoquant des mutations, et c'est ici la scène qui nous intéresse, car il y a les bonnes et les mauvaises mutations... Voyons un peu comment. Quand on regarde à l'échelle moléculaire nos deux brins d'ADN, on constate qu'ils sont formés de trois milliards de ces lettres, chacunes collées les unes aux autres dans un ordre extrêmement rigoureux. Rigoureux, parce que c'est de cet ordre des lettres – ce que l'on appelle leur *séquence* – que va dépendre le mot, la phrase, la recette, la nature de la protéine qui, au bout du compte, sera fabriquée.

En effet, il existe dans nos cellules un lecteur d'ADN, qui se déplace le long du filament. Il décrypte les lettres génétiques et transmet l'information à une petite usine. Il lui indique ainsi la recette pour fabriquer la protéine correspondant au gène activé. L'usine va alors chercher dans ses réserves tout ce qui est nécessaire à la fabrication de cette protéine et la crée ensuite.

Ainsi, la séquence AAT n'aura pas du tout la même signification que la séquence, pourtant proche, ATA. Pour le comprendre, il est nécessaire que je vous explique comment une cellule fabrique une protéine ! Sur la scène de crime, elle a son importance. Toutes les protéines qui existent sur terre sont constituées de molécules de base appelées *acides aminés*. Ces acides aminés sont semblables aux briques d'un Lego ou aux différentes couleurs sur la palette d'un peintre dont l'assemblage va constituer le tableau final. Il existe en tout une centaine d'acides aminés. Mais, sur cette centaine, seuls vingt-deux sont fabriqués dans le corps humain. Les autres sont apportés par la nature. Sans eux, pas de protéine, et sans protéine, pas de vie.

Nous avons donc d'un côté notre génome, c'est-à-dire notre ADN qui contient les recettes pour fabriquer les protéines, et, de l'autre côté, nos acides aminés, grâce auxquels nous allons pouvoir fabriquer ces protéines. Et comment passe-t-on de l'un aux autres ? En fait, c'est simple : à chaque groupe de trois lettres génétiques, les fameuses A-T-C-G, écrites sur notre ADN correspond un et un seul acide aminé (= 1 groupe / 3 lettres / 1 acide aminé).

Quand le besoin de produire telle ou telle protéine se fait sentir dans une de nos cellules, un lecteur d'ADN parcourt le filament jusqu'à l'adresse précise où se trouve écrite la recette en question. Là, il se met à lire l'ADN de trois lettres en trois lettres. Dès qu'il a lu un groupe de trois lettres, par exemple ATT ou ACG, il reconnaît immédiatement à quel acide aminé ce groupe correspond et il donne cette information à un petit messager qui file à son tour dans la réserve d'acides aminés chercher celui d'entre eux dont on a besoin. Le lecteur d'ADN ordonne ainsi au messager d'aller lui chercher tel ou tel acide aminé.

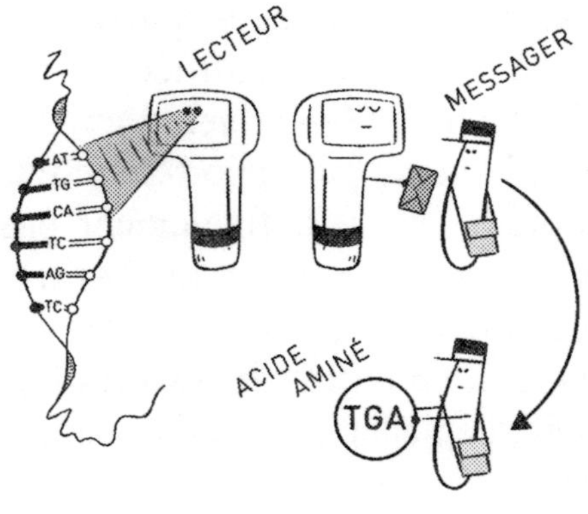

Une fois que le messager a trouvé l'acide aminé demandé, il l'attrape et l'emporte jusqu'à l'usine d'assemblage, où, petit à petit, acide aminé par acide aminé, la protéine est progressivement construite. On comprend donc bien que la qualité de l'information donnée au messager est capitale, car s'il lui est dit, par erreur, d'aller chercher l'acide aminé Z au lieu de l'acide aminé W, comme il ne fait qu'obéir aux ordres, il rapportera le mauvais acide aminé. Celui-ci sera alors incorporé à la place d'un autre dans la structure de la protéine en cours de fabrication, ce qui, au bout du compte, finira par créer une protéine anormale qui sera dans l'incapacité de remplir sa fonction, ou qui la remplira de manière anormale.

Or, le lecteur, lui, ne fait que lire les triplets de lettres génétiques. S'il demande à son messager d'aller chercher l'acide aminé Z, c'est parce que le triplet qu'il vient de lire correspond à cet acide aminé. Si, pour une raison ou pour une autre – raisons que nous allons examiner de façon très claire dans les pages qui suivent –, une ou plusieurs lettres du triplet sont modifiées – si, au lieu d'un ATC, nous avions un ACT –, l'acide aminé correspondant aura changé, le messager apportera le mauvais acide aminé, et la protéine ne sera finalement pas la bonne. Voilà pourquoi la séquence de toutes ces trois milliards de lettres sur chaque brin de deux mètres d'ADN est si cruciale. Qu'une simple lettre sur trois milliards soit mal placée, supprimée, déplacée et… badaboum, une protéine mutante sera fabriquée, avec toutes les conséquences que cela peut avoir pour notre organisme et notre santé.

Pendant très longtemps, on a pensé que ces molécules d'A-T-C-G étaient positionnées les unes par rapport aux autres selon une organisation stable et immuable, que l'ADN en quelque sorte avait une structure rigide. Mais, depuis quelques années, on s'est rendu compte qu'en réalité, soumises à de multiples forces, chocs, ondes, ces molécules bougent. Se déplaçant en permanence, elles ne se retrouvent parfaitement à la bonne place qu'au moment où l'on aurait besoin de lire la recette. C'est un peu comme si, quand vous refermez votre livre, dans l'obscurité, les lettres de votre roman bougeaient, changeant radicalement le sens du texte que vous étiez en train de lire ! Or, ce déplacement de lettres sur un gène, cette modification de la séquence, correspond à ce que l'on appelle une *mutation*. Du fait de la fragilité exceptionnelle du support de nos gènes (rappelez-vous comme tout cela est infiniment petit !), il se produit, chaque jour, des millions de ces mutations. Des millions ! Et je ne parle pour l'instant que des mutations naturelles, qui surviennent en dehors de tout contact avec une substance cancérigène !

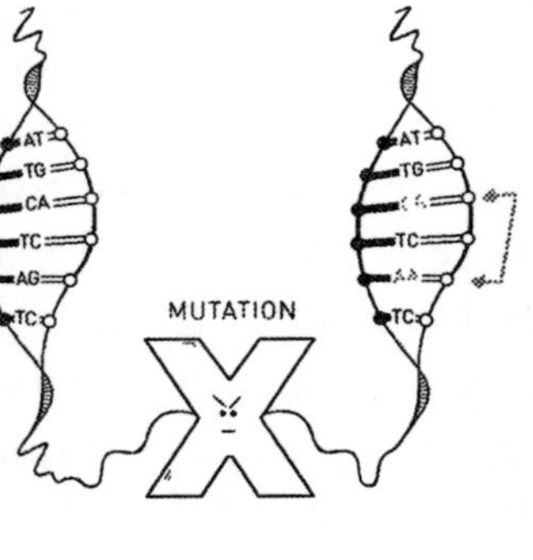

• Le stress oxydatif

Alors, pourquoi ces mutations dangereuses se produisent-elles ? Notre premier réflexe est de nous demander effectivement pourquoi, avant de nous raviser aussitôt. Après tout, l'inverse serait encore plus étonnant : comment serait-il possible qu'aucune des trois milliards de lettres attachées les unes aux autres sur un filament qui bouge en permanence au gré des forces en jeu au sein de l'espace cellulaire, qu'aucune ne se détache ne serait-ce qu'une fraction de seconde ou qu'aucune ne se rattache au mauvais endroit ? Or, il existe de très nombreux événements qui augmentent, parfois de façon majeure, ce risque de mutation dangereuse. L'exemple le plus connu est ce que l'on appelle le *stress oxydatif*. Je vais essayer de vous expliquer de quoi il s'agit.

Pour pouvoir remplir sa fonction, une cellule, quelle qu'elle soit, a besoin d'énergie. Pour trouver cette énergie, les cellules ont recours à un mécanisme enfantin : elles brûlent du phosphore. Cette combustion est permanente et systématique dans chacune de nos cellules. Or, pour que cette combustion se produise, qu'il s'agisse d'ailleurs de phosphore ou de toute autre chose, il faut de l'oxygène. C'est pour cela que nous avons ce besoin permanent et impératif de respirer : grâce à la respiration, nous procurons de l'oxygène à notre million de milliards de cellules. Sans cet oxygène, pas de combustion intracellulaire, pas d'arrivée d'énergie dans la cellule, et mort cellulaire !

Ainsi, la cellule est une sorte de chaudière qu'il faut en permanence approvisionner en énergie ! Le problème, c'est quand une cellule respire cet oxygène et s'en sert pour brûler le phosphore : elle transforme alors cet oxygène en *radicaux libres*, des molécules dérivées de l'oxygène qui ont la particularité d'être extrêmement réactives, caustiques. Et là, c'est un peu comme un jour de soldes aux Galeries Lafayette ! Ces molécules bougent dans tous les sens dans la cellule, enfermées à l'intérieur de la membrane cellulaire qui ne les laisse pas s'échapper. Telles des billes d'acier lâchées dans un flipper, ces molécules heurtent la cellule de tous les côtés et frappent non seulement cette membrane qui les retient prisonnières mais, ce qui est bien plus grave, frappent aussi les structures qui se trouvent à l'intérieur de la cellule, et notamment nos longs filaments d'ADN. Cette collision provoque des dégâts : des protéines s'abîment, des acides gras qui constituent l'essentiel de la membrane cellulaire s'oxydent sur la paroi interne de cette enveloppe.

Bien sûr, le pire va se produire quand l'une de ces molécules dérivées de l'oxygène entre en collision avec l'une des trois milliards de lettres le long de l'un des brins d'ADN. Comme dans un accident de voiture, le choc peut être mortel ! Le radical libre est en effet bourré d'énergie et frappe avec une violence folle, à l'échelle de l'infiniment petit, le brin d'ADN. Sous l'effet de ce choc, une ou plusieurs lettres génétiques lâchent leurs voisines et se perdent dans l'espace intracellulaire.

Cette lettre disparaît, et, comme la nature a horreur du vide, les lettres qui se trouvaient de part et d'autre vont immédiatement se rejoindre et se rattacher entre elles, pour éviter que le filament d'ADN ne soit coupé en fragments.

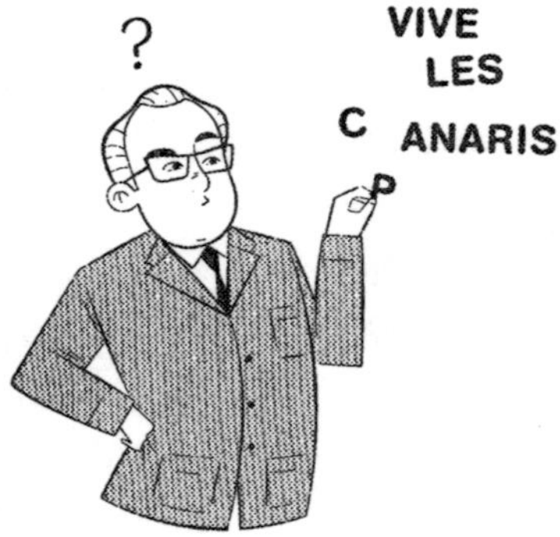

Le problème est que, à partir de ce moment, le sens de ce qui était écrit à cet endroit a complètement changé ! Imaginez que vous preniez un mot, en enleviez une ou plusieurs lettres et que vous essayiez alors de lire ce mot. Par exemple, le mot « VOILA ». Si, pour une raison quelconque, le I disparaissait, vous vous retrouveriez avec : « VOLA ». En effet, dès que le I s'en va, le O se raccroche au L : à la place de « VOILA », vous avez « VOLA ». Le sens de ces deux mots est différent, et la phrase dans laquelle il se trouvait ne veut plus dire la même chose ! Or, comme on l'a vu plus haut, ce sens est capital : à chaque triplet de lettres de notre ADN correspond d'une certaine manière un acide aminé qui entre dans la composition de la protéine dont notre cellule a besoin, soit pour assurer l'une des fonctions qui sont les siennes, soit pour savoir si elle doit se multiplier ou non. Si la séquence des lettres sur l'ADN est modifiée, cela risque de changer la nature précise de la protéine qui va être fabriquée et donc l'effet lié à cette protéine.

La vie d'une cellule est tellement complexe ! Si vous modifiez quoi que ce soit, même quelque chose qui semble aussi infime qu'une petite lettre génétique de quelques millionièmes de millimètre, une seule toute petite lettre sur trois milliards, cela peut avoir des conséquences incalculables. Ce phénomène de collision entre les radicaux libres liés à l'oxygène et notre ADN constitue ce que l'on appelle communément le *stress oxydatif*. Une méchante forme de mutation !

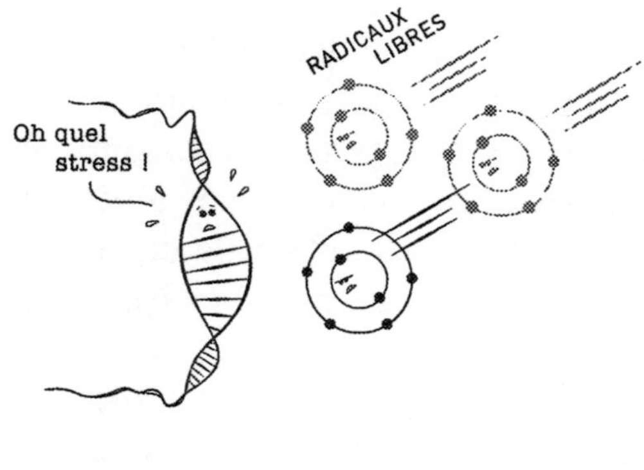

C'est là qu'entrent en jeu les *antioxydants*. Ils jouent un rôle protecteur. Ils sont les seuls capables de calmer, de bloquer ces molécules calamiteuses dérivées de l'oxygène et de les empêcher ainsi de causer des dégâts parfois gravissimes à l'intérieur de nos cellules. Ces antioxydants sont des molécules naturellement présentes dans de nombreux aliments. Vous en connaissez souvent beaucoup. Ils protègent notre organisme en agissant sur les cellules abîmées par les radicaux libres. Les vitamines C et E, les caroténoïdes (bêtacarotène, lycopène, lutéine), le sélénium, les flavonoïdes (thé, raisin, myrtille, citron) constituent les antioxydants les mieux étudiés. Si on évite les comportements à risque (tabagisme, expositions prolongées au soleil), une alimentation appropriée comprenant la consommation journalière de cinq fruits et légumes par jour enrichit significativement les apports en substances antioxydantes.

Mais, me direz-vous, pourquoi qualifier ces dégâts de « gravissimes » ? Que peut-il bien se passer si une ou deux cellules fabriquent des protéines anormales ? Pas grand-chose dans l'absolu. Sauf si, par malchance, ces mutations surviennent soit sur les gènes qui contrôlent la prolifération cellulaire – les oncogènes ou les anti-oncogènes –, soit sur les gènes interrupteurs situés à côté d'eux et qui sont censés contrôler l'activation de ces gènes de multiplication. On a vu comment, par l'omission d'une lettre, le mot « VOILA » devenait « VOLA », dont la signification n'est plus la même. Eh bien imaginez que la lettre, de la même manière, arrive à se recoller au mot, mais pas à la même position, et qu'au lieu de « VOILA » on ait le mot « VOLAI », ou que le mot « SEL » devienne « LES »... On le sent bien, cette variabilité colle mal avec la précision des mécanismes complexes de la biologie de notre ADN.

Car le changement induit peut provoquer l'enclenchement de la prolifération d'une cellule dont l'ADN est muté au mauvais endroit. Dans ce cas de figure catastrophique, cette cellule anormale va se diviser et donner naissance à deux cellules mutées, qui vont en donner quatre, puis huit, seize, trente-deux, soixante-quatre, cent vingt-huit... jusqu'à constituer un cancer ! Voilà la scène de crime sur laquelle notre tueur opère. Poursuivons, l'histoire ne s'arrête pas là !

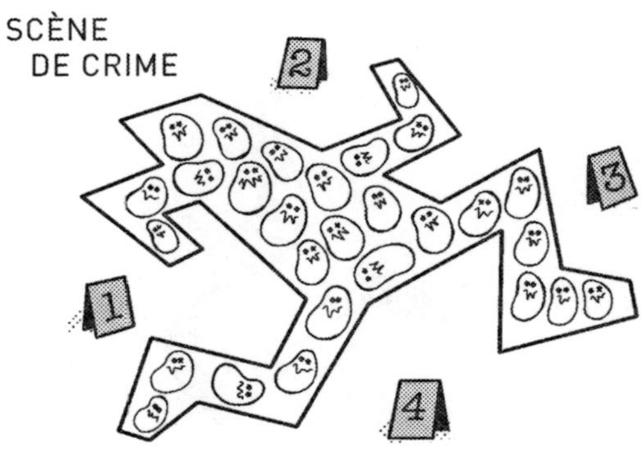

• Un merveilleux système de sécurité

Arrivés à ce stade, vous pourriez très bien pointer une contradiction dans ce que j'ai dit. Si l'ADN porteur de nos gènes ne cesse de muter, comment se fait-il que nos caractéristiques, qui dépendent de ces mêmes gènes, restent stables ? En fait, la vérité est que notre ADN est bien, *a priori*, totalement instable. Mais, heureusement pour nous, il possède un mécanisme propre qui le surveille – une espèce de police – et le répare en permanence ! Ce système est basé sur une structure située à l'extrémité du filament d'ADN que l'on appelle le *télomère*. C'est une sorte de réserve de vérificateurs d'ADN. Régulièrement, le télomère envoie une molécule faire une ronde le long du brin d'ADN et lire les 3 milliards de lettres qui s'y trouvent. Comme une descente de police dans un quartier ! En les lisant, elle en vérifie la séquence. Un contrôle d'identité.

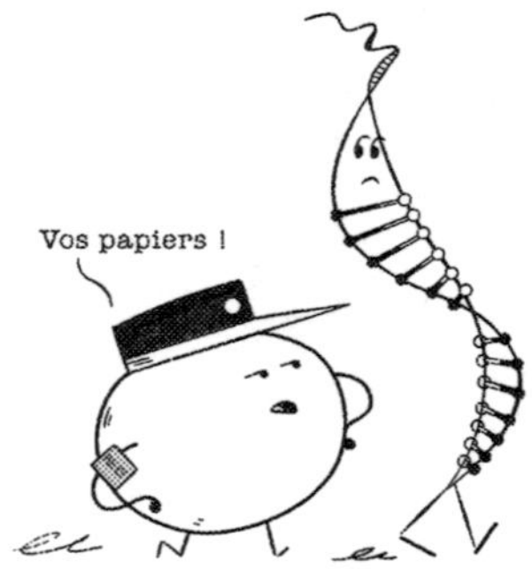

Si, à un endroit donné, elle constate que la séquence n'est pas valable, qu'il y a une erreur, une mutation, elle fait appel à une succession d'enzymes. La première qui arrive est une *coupeuse*. Elle découpe l'ADN de part et d'autre de la mutation et jette le petit fragment mal écrit. Ensuite, la molécule appelle une *synthétiseuse* qui prend le relais de la coupeuse et refabrique une nouvelle copie du fragment éliminé, mais sans erreur cette fois. Puis intervient une enzyme *colleuse* qui réintègre ce nouveau fragment tout neuf et le colle aux deux extrémités du filament d'ADN sectionné, à l'endroit où le morceau muté avait été coupé. En quelques secondes, tout est réparé ! Il n'y a plus aucune trace de la mauvaise mutation produite. Circulez, il n'y a plus rien à voir ! Le vérificateur reprend alors sa ronde et continue son parcours jusqu'à l'autre extrémité du filament, déclenchant, chaque fois qu'il détecte une anomalie, ce même mécanisme de réparation. Ainsi, tant que le télomère a encore des vérificateurs disponibles, l'ADN est vérifié et réparé.

Le suicide de la cellule

Mais voilà, cette molécule de vérification a des ressources limitées. Arrivée au bout du brin d'ADN, elle est épuisée ! Elle ne peut repartir en arrière… et finit par disparaître. Donc, quand, dans une cellule, le télomère n'a plus de vérificateur, les mutations s'accumulent et le criminel peut agir…

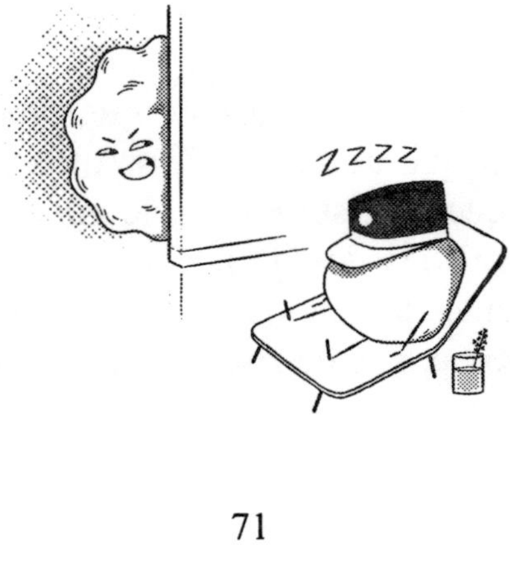

Tout peut arriver, et notamment deux choses. Dans le premier cas, qui fort heureusement est de très loin le plus fréquent, la cellule comprend que son ADN est altéré, qu'il n'est plus apte à remplir correctement son rôle, et décide alors de « se suicider » (c'est ce qu'on appelle l'*apoptose*) afin de ne pas faire courir aux autres cellules le risque de voir se développer une cellule anormale. Oui, vous avez bien lu. La cellule se suicide pour préserver ses copines. Au milieu de ce filament d'ADN se trouve un gène qui

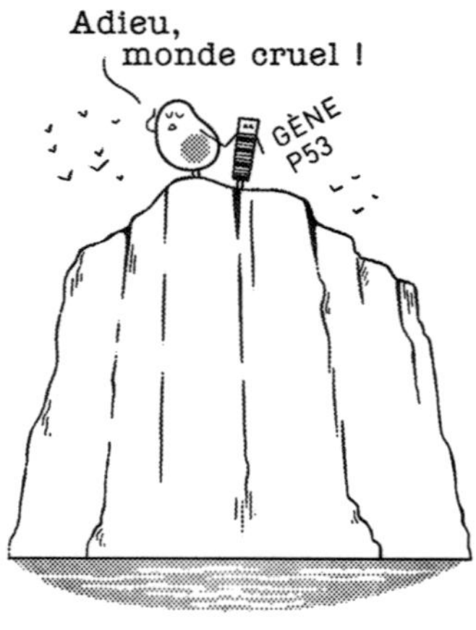

écoute en permanence la musique que produit la lecture des gènes. Tant que ce bruit lui paraît normal, régulier, ce gène, P53, que l'on surnomme le *gardien du génome*, reste tranquille. Mais dès qu'il constate que ce bruit est parasité, il décide de suicider la cellule dans laquelle il se trouve. Terminé, pas de risque pour les autres ! Il provoque alors l'apparition de trous dans la membrane de la cellule. Celle-ci se gonfle lorsque le liquide qui l'entoure pénètre massivement à l'intérieur et finit par exploser. Ce suicide (ou apoptose) est la meilleure défense de l'organisme contre le risque lié aux mutations génétiques, et donc contre le cancer. Dans le second cas, c'est le P53 lui-même qui est touché à son tour par une mutation et qui ne fonctionne pas. Alors, la cellule, si les mutations ne sont pas incompatibles avec sa survie, va continuer de vivre. Et, comme on l'a vu précédemment, si plus tard une mutation active le système de prolifération, cette cellule mutée, au lieu de se suicider, commencera à se multiplier et finira par créer une tumeur maligne.

Depuis le début, je vous parle de mutation (fragilité) et de réparation (robustesse). En réalité, les choses sont un tout petit peu plus compliquées que cela. En effet, à côté des mutations, il arrive parfois que ce soit tout un fragment d'ADN qui soit dégradé. Cette dégradation peut même concerner un gène entier, toute une recette ou tout un interrupteur. Ce gène, ou ce fragment de gène, peut lui aussi être soit complètement supprimé (*délétion*), soit dupliqué en plusieurs exemplaires (*duplication*), soit enfin déplacé et repositionné ailleurs sur l'ADN (*translocation*).

C'est notre dernière étape pour comprendre le mode opératoire ! Parce que c'est là que le cancer opère. C'est le centre névralgique de sa scène de crime. Tout se joue dans l'intimité du fonctionnement cellulaire : il faut observer comment se met en œuvre cette fameuse division cellulaire, cette mitose, ce fantastique procédé de multiplication des cellules.

La division cellulaire et le mouvement des gènes

Quand une cellule donne naissance à deux cellules, il faut bien comprendre que les deux cellules filles seront identiques à la cellule mère qui leur a donné naissance : une cellule du cœur donne deux cellules du cœur. Quand vous regardez une cellule fille, rien ne peut vous permettre de la distinguer de la cellule à partir de laquelle elle a été créée. Par exemple, si la cellule mère a, comme dans l'espèce humaine, quarante-six chromosomes, chaque cellule fille aura, elle aussi, les mêmes quarante-six chromosomes. Or, si au cours de ce processus de division vous divisez en deux moitiés les quarante-six chromosomes de la cellule mère, vous ne devriez en toute rigueur retrouver que vingt-trois chromosomes dans chacune des nouvelles cellules filles.

Voici comment les choses s'organisent, assez logiquement et très simplement ! Avant chaque division, la cellule se prépare en doublant tout ce qu'elle contient. Absolument tout. Elle double ses chromosomes, qui passent de quarante-six à quatre-vingt-douze, elle double la machinerie qui lui sert à respirer et à produire de l'énergie, son système à fabriquer les protéines, etc. Elle double tout, pour léguer à chacune des deux cellules filles auxquelles elle va donner naissance son contenu exact et, de la même façon, le même contenu à chacune des deux cellules suivantes. C'est ainsi que ces deux cellules nouvelles sont bien identiques à la fois entre elles et à leur mère.

On l'a dit et répété : ce contenu, notamment en ce qui concerne le patrimoine génétique, est propre à chaque espèce. Changez quoi que ce soit et vous changerez l'espèce à laquelle appartient la cellule ! Or, fabriquer un contenu cellulaire est une lourde tâche qui prend du temps. Ce délai varie en fait d'un type cellulaire à l'autre. Une cellule qui donne naissance à des globules blancs se divise beaucoup plus vite qu'une cellule qui donne naissance à des cellules des glandes mammaires capables de fabriquer du lait dans un sein, par exemple. Ce temps de préparation à la division dépend essentiellement de la durée de vie de chacune de nos cellules, qui repose elle-même sur la longueur du télomère de cette cellule et de la vitesse à laquelle elle le consomme. Ainsi, un globule blanc vit environ sept jours, une cellule de notre bouche, quarante-huit heures et une cellule du sein, trois ou quatre mois. Mais ce qui nous intéresse, c'est le mécanisme qui permet à une cellule de doubler son contenu, et notamment son matériel génétique.

Voici comment les choses se déroulent. La cellule fait passer, un peu comme le télomère dont nous avons parlé, un système de lecture qui recopie progressivement toute l'information contenue dans chacun des deux filaments d'ADN. Imaginez : à chaque passage, elle scanne les trois milliards de lettres génétiques en respectant parfaitement leur séquence et donc précisément la nature de tous les gènes propres à la cellule mère. Elle en fait une sorte de photocopie et, une fois qu'elle a terminé, qu'elle possède ses quatre-vingt-douze chromosomes, elle les répartit en deux paquets identiques, qu'elle positionne à deux extrémités opposées, avant de se diviser en son milieu. Ainsi, deux nouvelles cellules naissent, similaires, et également identiques à la cellule mère, qui, elle, a disparu, ou plutôt s'est transformée en ces deux nouvelles cellules toutes neuves.

Or, il n'existe aucun mécanisme qui, tout en même temps, ait à se reproduire aussi souvent, nécessite une telle précision à une échelle si petite et ne se trompe jamais. De telles conditions sont pratiquement impossibles à remplir simultanément ! Sur ces millions de divisions cellulaires, sur ces milliards de gènes qu'il faut copier dans une vie, il arrive fréquemment que se produisent des erreurs. C'est ce que j'ai appelé des *altérations de l'ADN* : des gènes en trop, recopiés trois, quatre, cinq ou six fois au lieu d'une ; ou des gènes oubliés et qui ne sont donc plus là pour assurer leur rôle ; ou encore des gènes mal recopiés qui portent une information dégradée…

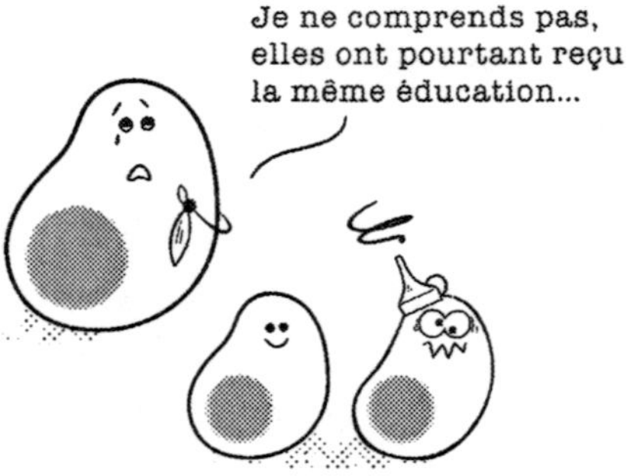
Je ne comprends pas,
elles ont pourtant reçu
la même éducation...

Il est possible que ces erreurs, comme pour les mutations liées au stress oxydatif, se produisent sur des gènes qui contrôlent la division cellulaire. Imaginez ce qu'il se passerait alors si, au lieu d'avoir une copie d'un oncogène, le système en fabriquait quatre. Il y aurait un grand risque que ce nouvel ADN ne se mette à stimuler de façon excessive le système de division et provoquerait, comme on l'a bien compris à présent, un cancer. Ou alors, envisagez le cas où un anti-oncogène, dont le rôle est d'arrêter la multiplication d'une cellule, soit oublié... plus rien ne pourrait l'arrêter puisqu'elle n'aurait plus de frein. Et c'est ainsi qu'apparaîtrait un cancer. Ou encore, imaginez qu'un gène de multiplication soit mal positionné et qu'il se trouve collé à un gène qui contrôle la fabrication d'anticorps destinés à nous défendre contre une infection virale. Si un jour vous êtes contaminé par un virus, logiquement, votre organisme active son interrupteur-activateur (fabrication de cet anticorps) pour tuer le virus... Normalement. Car si l'oncogène est collé malencontreusement au gène de l'anticorps, il va s'activer lui aussi et provoquer la multiplication de la cellule et aboutir, là aussi, à l'apparition d'un cancer.

Je crois que vous êtes, à présent, au fait de tous les modes opératoires qui concourent à l'apparition, dans notre corps, d'une cellule cancéreuse (qu'on appelle aussi une *cellule maligne*). Du fait des millions de mutations qui se produisent chaque jour dans notre million de milliards de cellules et qui, pour certaines, vont soit toucher directement les gènes qui contrôlent la division cellulaire, soit, à force de faire appel à nos systèmes de réparation de notre ADN, finir par engendrer des dégâts irréversibles sur ces mêmes gènes, certaines de nos cellules vont perdre toute notion d'harmonie avec le reste de notre corps (en médecine, on appelle cette harmonie l'*homéostasie*), toute obéissance aux systèmes qui font que, normalement, une cellule ne se divise que si on le lui demande, que si le corps en a besoin. Elle devient alors maligne, engagée dorénavant dans un processus irréversible, infini, de multiplication, engendrant à chaque division de nouvelles cellules elles aussi malignes et qui, à chaque génération cellulaire, deviennent plus dégénérées et plus agressives.

On a compris à quoi correspondent ces altérations de notre ADN, susceptibles d'enclencher cette prolifération maligne à l'origine du cancer. On a exploré aussi quelques mécanismes, quelques causes d'altération, comme le stress oxydatif. Mais existe-t-il d'autres agressions qui pourraient être à l'origine de ces altérations ? Voyons ainsi comment et pourquoi certaines émotions peuvent contribuer au développement d'un cancer. Comment les émotions peuvent-elles influer sur nos petites cellules ?

CHAPITRE III

SON MODE OPÉRATOIRE

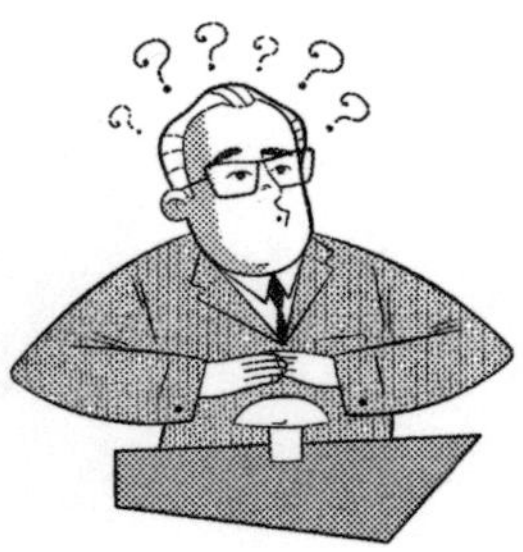

• Pourquoi ne développons-nous pas tous un cancer ?

Cette question, nous l'avons tous eue en tête un jour : pourquoi ne développons-nous pas tous un cancer ? La réalité est là ! Un homme sur deux et une femme sur trois qui sont diagnostiqués d'un cancer dans le courant de leur vie, cela fait du monde ! Mais pourquoi seul un fumeur sur six développera-t-il un cancer du poumon ? Ou encore, pourquoi seule une femme sur huit va-t-elle avoir un cancer du sein ? Comment l'expliquer ? Statistiquement, vu le nombre considérable de dégradations de notre ADN qui se produisent à chaque instant de notre vie, vu la longueur toujours plus grande de notre espérance de vie, il est mathématiquement impossible que chez la moitié des hommes ou les deux tiers des femmes aucune de ces mutations ne corresponde à celles qui sont capables de transformer une cellule normale en une cellule maligne. Alors, d'où vient le fait que la plupart d'entre nous ne développent pas cette maladie ? Pour le savoir, il va nous falloir aborder ce qui se passe juste après la naissance de cette fameuse cellule maligne, c'est-à-dire son passage à l'action.

En cancérologie, il est d'usage de considérer qu'il s'agit là d'une deuxième étape dans la genèse du cancer. Si tout ce qui touche à cette étape de dégradation de l'ADN d'une cellule et à sa transformation en cellule cancéreuse s'appelle l'*initiation*, tout ce qui se passe ensuite, dès qu'elle commence à se diviser, se nomme la *promotion*. C'est au cours de cette étape qu'une cellule met en route sa prolifération jusqu'à constituer une véritable tumeur cancéreuse. Durant cette période cruciale dans le développement d'un cancer, les cellules malignes vont déployer deux stratégies : le ravitaillement du cancer et son attaque masquée du système immunitaire.

• Sa force de frappe

Le ravitaillement

La première stratégie de la cellule maligne est évidente : le ravitaillement du cancer. Dans un organe, l'approvisionnement en énergie (sucre, oxygène) est assuré par les vaisseaux sanguins, et, lorsque cette énergie arrive aux cellules, elle est répartie de façon équilibrée afin que chacune de ces cellules se procure ce dont elle a besoin. Par exemple, l'artère du foie nourrit les cellules du foie, l'artère fémorale nourrit la jambe, etc. Que se passe-t-il quand, au milieu des cellules normales, une cellule commence à proliférer et à engendrer des milliers, des millions de nouvelles cellules ? Où toutes ces nouvelles cellules vont-elles pouvoir trouver la nourriture nécessaire à leur survie, mais aussi à leur reproduction effrénée ?

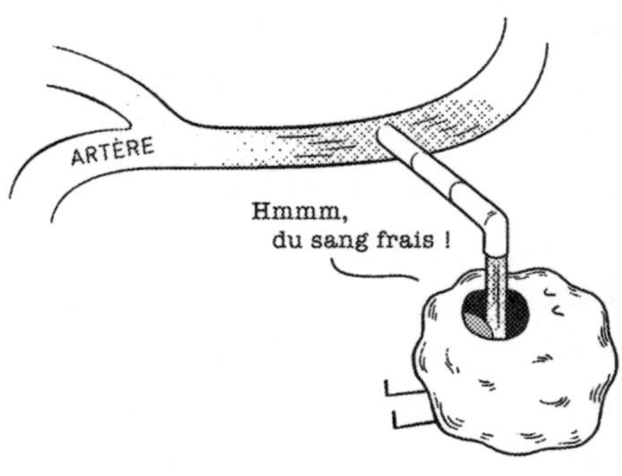

Plus que jamais, la cellule a besoin d'énergie pour dédoubler tout son contenu, et notamment ses quarante-six chromosomes, point critique de la division cellulaire. Dans un premier temps, les cellules cancéreuses qui sont en périphérie de la tumeur en train de se constituer sont en contact direct avec les cellules saines et arrivent ainsi à leur voler un peu de nourriture. Mais, très vite, ces nouvelles cellules, trop nombreuses, ne vont pas pouvoir se contenter de ce chapardage d'énergie. Leurs besoins, en tant que colonie de cellules malignes, sont chaque jour plus considérables, et c'est à un tout autre système d'approvisionnement qu'elles vont devoir faire appel, à un niveau supérieur de logistique. Il leur faut de l'énergie en très grande quantité, qui ne peut être fournie que par du sang frais. Or, ce sang frais, ce sont les artères qui le font circuler, qui l'apportent dans chaque recoin de notre corps.

Ainsi, dans leur immense malignité, les cellules cancéreuses vont réactiver certains de leurs gènes qu'en temps normal plus aucune cellule n'utilisait à l'âge adulte. Ces gènes permettent à une cellule de sécréter des substances capables de provoquer la croissance des vaisseaux sanguins. C'est exactement le même principe lors de la croissance d'un fœtus : lorsqu'un membre, un bras ou une jambe, par exemple, apparaît et grandit, l'artère qui le nourrit en sang frais doit elle aussi grandir pour lui permettre de se développer. L'artère qui nourrit le bras, l'artère humérale, ne mesure que quelques millimètres chez le fœtus, alors qu'à l'âge adulte, le bras ayant grandi, elle mesurera plus de vingt ou trente centimètres. La croissance de l'artère suit la croissance du membre. Cela n'est possible que parce que, tant que le membre (ou l'organe) grandit, les cellules qui le composent sécrètent des substances capables de stimuler la croissance des parois des vaisseaux, permettant ainsi à l'artère en question de suivre la croissance que lui impose le développement du membre ou de l'organe qui la contient.

Ces substances, sortes d'hormones de croissance des vaisseaux sanguins, sont appelées des facteurs *angiogéniques*. S'ils sont fondamentaux au cours de la croissance, ou en cas de cicatrisation, ces facteurs ne sont normalement pas sécrétés dans le corps stable d'un adulte. Ils ne le sont que pour assurer le maintien du réseau vasculaire dans un état fonctionnel optimal, à savoir sa capacité d'alimenter les milliards de cellules qui nous composent, où qu'elles se situent, y compris dans les régions les plus reculées comme le bout des doigts ou des orteils. Or, j'imagine que vous le pressentez, ces facteurs angiogéniques vont être au cœur du passage à l'action de notre criminel : ils vont faire partie intégrante de son mode opératoire !

En effet, même si c'est assez incroyable, la cellule cancéreuse est capable, dès lors qu'elle manque d'énergie, de réveiller, sur son ADN, les gènes qui lui donnent la recette pour fabriquer ces facteurs angiogéniques. Ces facteurs vont se répandre, un peu comme pour une tache d'huile, entre les cellules normales jusqu'à ce qu'ils rencontrent une artère. S'accrochant aux parois, ils provoquent l'apparition d'une branche, d'une ramification de l'artère, et font en sorte de l'attirer vers la colonie cancéreuse. En somme, les cellules cancéreuses sont capables de fabriquer un pipeline destiné à apporter au cancer du sang neuf riche en énergie ! Et c'est là un sérieux danger. Dès lors que ce nouveau vaisseau sera arrivé au contact des cellules malignes, le problème d'approvisionnement en énergie cessera définitivement de se poser à la tumeur, le vaisseau lui permettant alors de continuer de se développer de façon autonome et indépendamment des vaisseaux normaux qui irriguent en temps normal l'organe à partir duquel elle est née, ou, pour une métastase, dans lequel elle est en train de s'installer.

Le camouflage

Le deuxième problème auquel va être confrontée la cellule cancéreuse est d'échapper à tous les systèmes qui assurent la protection de l'organisme, et, en premier lieu, au système immunitaire. Même si le mot est familier, beaucoup d'entre nous ne savent pas très bien à quoi il correspond précisément. De façon très basique, c'est un système dont le seul but est de protéger un individu contre tout ce qui lui est étranger, au premier chef contre toutes les sortes d'infections qui le menacent. Il faut bien le savoir, nous vivons en état de siège infectieux permanent, et notre système immunitaire est notre bouclier ! Par exemple, notre flore bactérienne intestinale (le fameux microbiote) est indispensable pour assurer notre digestion, mais en même temps elle est potentiellement très dangereuse. En effet, si notre protection immunitaire baissait et si notre flore intestinale nous attaquait subitement de l'intérieur, les dommages seraient réels, car notre corps comprend encore plus de bactéries que de cellules !

Cette défense nous est aussi nécessaire contre tous les agents infectieux qui nous entourent à l'extérieur et qui ne demandent qu'à nous contaminer, que ce soit par voie respiratoire, cutanée ou digestive. Nous survivons à cette terrible menace permanente uniquement grâce à ce système de surveillance qu'est notre système immunitaire. Il est constitué de deux types d'armes d'autodéfense cellulaires.

D'abord les *lymphocytes*, que la majorité d'entre nous appelle les *globules blancs*, même si, en réalité, les lymphocytes ne représentent que 30 % à 40 % des globules blancs. Ces lymphocytes sont, selon leur type, capables soit d'attaquer directement tout ce qui n'est pas reconnu comme appartenant à l'individu, soit de fabriquer contre ces menaces des sortes de missiles guidés à l'efficacité redoutable : les *anticorps*. Ces anticorps sont des protéines fabriquées par certains lymphocytes qui sont relarguées dans le sang ; en circulant, ils vont chercher et reconnaître tout ce qui est étranger à notre corps et susceptible de nous nuire, pour le détruire. Et, génie de la nature, ces lymphocytes parviennent à se souvenir du corps étranger rencontré ou combattu, car ils sont dotés d'une mémoire prodigieuse. Si la même menace se présente une deuxième fois, l'identification sera immédiate et la destruction, automatique et encore plus rapide et efficace. D'une certaine manière, les lymphocytes apprennent à reconnaître une structure étrangère et vont la mémoriser, ce qui les rendra encore plus performants dans leur rôle de défenseurs lors d'une nouvelle rencontre.

Le seul handicap de cette défense lymphocytaire, c'est que le lymphocyte a besoin qu'on lui présente cette menace au préalable. Il faut qu'on lui apprenne à l'identifier comme étrangère, en lui montrant ce qui la rend différente et pourquoi, n'ayant rien à faire dans notre corps, elle doit être éliminée. Le lymphocyte fonctionne un peu comme un chien qu'on aurait éduqué à détecter un danger. Quand celui-ci est identifié, entrent en scène les contrôleurs. C'est là qu'un autre type de cellule prend les choses en main : les *macrophages*. Eux agissent comme des gardes-frontières !

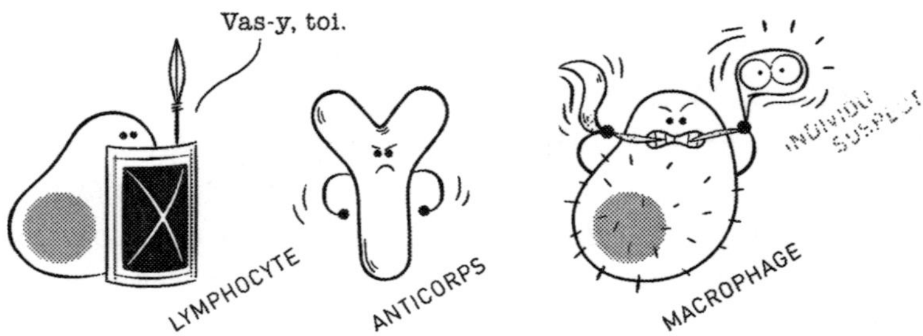

Ils contrôlent toutes les cellules qu'ils rencontrent en demandant leurs papiers d'identité pour vérifier qu'elles appartiennent bien au même individu qu'eux. Tant que les cellules rencontrées sont capables de montrer patte blanche, rien ne se passe. Mais si quoi que ce soit semble louche, le macrophage se déchaîne ! Il attrape cet élément étranger, le découpe en morceaux et donne l'alarme aux lymphocytes ! Il leur fait toucher, sentir, voir, comprendre en quoi cette structure est étrangère à l'organisme, ce qui déclenche immédiatement la chasse aux envahisseurs.

Chaque jour, des centaines d'alertes sont activées par notre merveilleux système immunitaire, qui nous défend contre toute menace. Pour lui, les choses sont assez simples et se résument, de manière manichéenne au soi et au non-soi, au familier et à l'étranger. Il y a ce qui est moi et que je protège, et tout ce qui n'est pas moi, que je détecte et détruis. L'énergie dépensée par ce système de défense est donc considérable, puisqu'il veille sept jours sur sept, vingt-quatre heures sur vingt-quatre, à la protection de notre corps.

Alors, à ce stade, on peut se demander pourquoi un système aussi performant, censé nous défendre contre tout ce qui nous menace, n'est pourtant pas capable d'éliminer les cellules cancéreuses ! Effectivement, elles échappent à la surveillance par des stratagèmes que l'on peut qualifier d'*intelligence cellulaire*. Chaque attaque programmée est précise, contrôlée, pertinente. Et le point d'orgue de cette intelligence cellulaire cancéreuse est le camouflage.

Le stratagème le plus anciennement décrit est un mécanisme de camouflage qui va faire en sorte que les macrophages, et donc les lymphocytes, soient aveugles

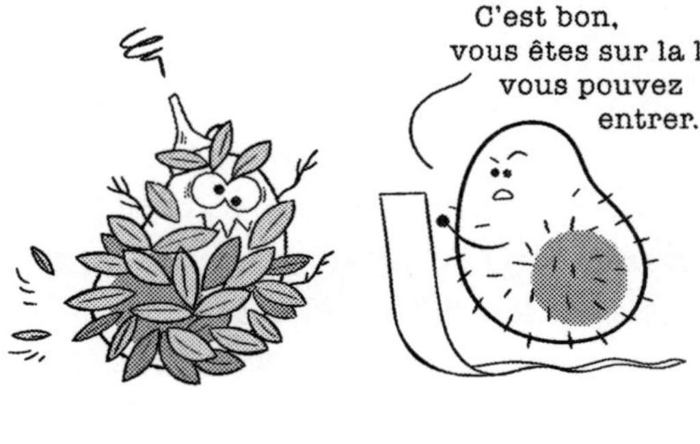
C'est bon,
vous êtes sur la liste,
vous pouvez
entrer.

et ne puissent identifier, reconnaître, percevoir, deviner la moindre cellule cancéreuse. Nos cellules cancéreuses vont, par exemple, se recouvrir d'une colle sur toute la surface de leur enveloppe, substance qui va provoquer l'adhésion, tout autour de la cellule maligne, de toutes sortes de cellules ou de débris qui passaient par là. Un peu comme si un animal se cachait en se recouvrant de feuilles mortes, de branchages, de cailloux…

Les cellules cancéreuses ont surtout recours à ce camouflage pour circuler dans les vaisseaux afin de quitter la tumeur primaire et ainsi aller constituer une métastase. Ce voyage vasculaire est long et périlleux, car elles sont susceptibles à chaque instant de se retrouver nez à nez avec une cellule du système immunitaire, qui ne cesse de faire des rondes de surveillance. Ce camouflage n'est qu'une des dizaines de stratagèmes que la cellule cancéreuse a développés au cours du temps pour se mettre à l'abri et appliquer son plan d'attaque. Mais aussi performantes en camouflage soient-elles, les cellules sont parfois reconnues et attaquées.

Comme toujours dans la nature, les plus faibles sont éliminés. C'est la sélection naturelle. Les cellules cancéreuses les plus fragiles vont être repérées et éliminées, et ce procédé explique en partie pourquoi, au fur et à mesure de son évolution, un cancer devient de plus en plus redoutable et de plus en plus intelligent : seules les cellules les plus malignes survivent. Elles vont finalement être les seules à se reproduire et à engendrer une descendance à chaque génération plus performante.

• Sa stratégie

Pendant très longtemps, et il y a encore cinq ou six ans, on ne comprenait pas pourquoi tous ces macrophages et ces lymphocytes ne parvenaient pas à éliminer notre tueur en série. Au microscope, lorsque l'on examinait une tumeur, on voyait bien des centaines de macrophages et globules blancs autour des cellules cancéreuses, mais, étrangement, ces cellules de notre système immunitaire semblaient endormies, incapables de contre-attaquer. Puis, un jour, on a fini par comprendre pourquoi !

Aussi incroyable que cela puisse paraître, quand les cellules cancéreuses comprennent qu'elles sont découvertes et attaquées, elles sécrètent tout autour d'elles une substance capable d'endormir les globules blancs, une sorte de somnifère puissant qui provoque l'inactivité de tous les lymphocytes. Ce somnifère, nommé *PDL1*, est assez stupéfiant, car il n'endort que les cellules qui possèdent à leur surface un récepteur spécifique, appelé, lui, *PD1*. Aussi, lorsque le PDL1 s'arrime sur son récepteur spécifique, le PD1, la cellule qui abrite ce dernier s'assoupit aussitôt.

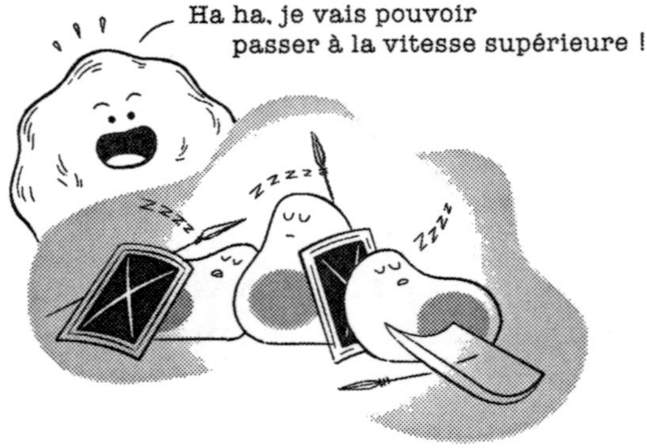

Voilà le plus extraordinaire dans cette histoire ! C'est comme si les cellules cancéreuses savaient que les lymphocytes qui s'approchent pour les tuer possédaient ce récepteur et étaient donc sensibles à l'effet d'endormissement que le PDL1 allait provoquer ! C'est, soit dit en passant, à partir de la découverte de ce phénomène que l'on a tout récemment développé cette nouvelle façon de lutter contre le cancer : l'*immunothérapie.* Celle-ci consiste à administrer aux malades des antidotes à ce somnifère (des anti-PDL1 ou anti-PD1) qui immobilisent les cellules cancéreuses, dès lors incapables d'endormir les globules blancs.

N'est-il pas fascinant que nos cellules cancéreuses parviennent à de tels stratagèmes ? Et ce n'est pas tout ! Certaines cellules cancéreuses, pour échapper à la détection et à la destruction par les lymphocytes, vont ruser et se déguiser. Un mécanisme de protection qui me conduit à faire le lien avec la grossesse. En effet, quand une femme porte un enfant dans son ventre, elle le tolère, alors que tout dans cet enfant a une identité différente de la sienne. C'est bien le moins, puisqu'il possède, pour moitié, l'identité génétique de son père. En fait, cet enfant est une sorte de greffon incompatible. La meilleure preuve ? Si plus tard, lorsqu'il devient adulte, cet enfant voulait donner un de ses reins à sa mère, il ne le pourrait pas, car les lymphocytes de la mère le reconnaîtraient comme étranger, comme « non-soi », et le rejetteraient. Dans ce cas, comment est-il possible que pendant neuf mois cet enfant, y compris ses deux reins, soit toléré alors même qu'en vérité il est totalement incompatible ? Cela semble être un incroyable paradoxe.

En réalité, la nature est bien faite. Depuis toujours, les enfants, dont l'identité est forcément différente de celle de leur mère puisqu'ils sont le résultat d'un mélange des identités des deux parents, sont acceptés pendant tout le temps nécessaire à la grossesse. C'est ce que, scientifiquement, on appelle la *tolérance fœto-maternelle.* Les chercheurs ont récemment compris comment fonctionnait cette tolérance, indispensable à la pérennité de l'humanité. Pendant les neuf mois de la grossesse, une protéine appelée *HLA-G* est sécrétée et bloque le système immunitaire de la mère pour empêcher le rejet du fœtus. Vers la fin du neuvième mois, la sécrétion de cette protéine commence à diminuer jusqu'à s'arrêter, provoquant alors l'accouchement, qui n'est rien d'autre que le rejet d'un corps étranger.

Or, on s'est aperçu que les cellules cancéreuses étaient capables de sécréter cette même protéine HLA-G, inhibant ainsi les lymphocytes, un peu comme s'il s'agissait d'un embryon et non d'une tumeur, et évitant de la sorte l'attaque et la destruction. En exagérant, on pourrait dire que, en passant devant la tumeur, les lymphocytes croient identifier un fœtus et le laissent tranquille ! Jugez par vous-mêmes, le qualificatif de *malignes* est parfaitement adapté aux cellules cancéreuses !

Cependant, l'organisme, dans une sorte de prémonition du danger que représentera toujours le cancer pour l'humanité, a développé une force spéciale immunitaire uniquement dévolue à la chasse aux cellules cancéreuses. Il existe depuis toujours un deuxième système qui fait appel à des lymphocytes naturellement destinés à identifier et à tuer les cellules cancéreuses : on les appelle d'ailleurs des *Natural Killers*, ou « tueurs naturels ». Dès

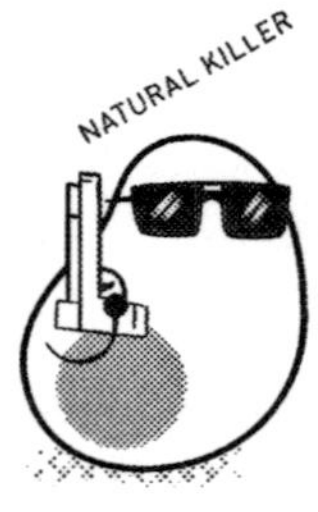

qu'ils naissent, ces lymphocytes NK savent reconnaître à leurs plus infimes différences les cellules cancéreuses. Ils n'ont pas besoin qu'on les leur présente, ni d'être éduqués à les détruire. Ils les reconnaissent de façon spontanée, immédiate. Comme leurs cousins lymphocytes, ils circulent en permanence et recherchent tout ce qui ressemble à un début de cancer pour le neutraliser. Ils sont incroyablement performants, reconnaissant mieux que quiconque une cellule devenue maligne et sont d'une agressivité exceptionnelle contre la menace.

L'homme a ainsi deux systèmes de défense. L'un, éducatif, qui se met en place par la coopération entre plusieurs types de globules blancs et qui sert à nous défendre tout aussi bien contre les virus ou les bactéries que contre les cellules cancéreuses, et l'autre, inné, spontané, qui sait identifier aussitôt une cellule cancéreuse et la détruire, sans pour cela avoir eu besoin d'aucune phase de formation ou de préparation. Et pourtant, malgré tous ces mécanismes fabuleux de défense contre toutes les anomalies, un homme sur deux et une femme sur trois vont développer en France un cancer, soit plus de quatre cent mille nouveaux cas chaque année en France ! Une question s'impose : « qui » parvient à déclencher le cancer et comment ? C'est ce que nous allons maintenant découvrir.

CHAPITRE IV

LE VRAI CRIMINEL

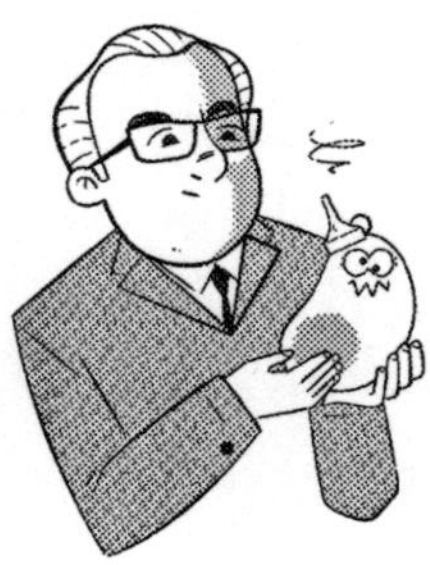

• L'ARME DU CRIME

Maintenant que nous avons établi comment notre tueur parvient à déjouer les systèmes de défense et comment il opère, nous allons identifier l'arme du crime. Il est donc temps de poser la question qui constitue le cœur de cette enquête : le stress et les émotions sont-ils coupables de la naissance d'un cancer, et si oui, comment ? Enfin et surtout, quel type d'émotion pourrait jouer un rôle ? Cette question, je le sais, est au centre de notre appréhension. Qui peut prétendre ne pas être préoccupé par le nombre incroyable de personnes dans son entourage ou de personnalités médiatiques atteintes d'un cancer ? Comment ne pas s'interroger sur cette terrible épidémie qui nous touche tous ? Il doit forcément y avoir une raison, une origine, une explication. Un petit quelque chose qui nous incite de plus en plus à faire le lien entre la maladie et nos états émotionnels. Ce « quelque chose » qui se passe en nous, on sent bien qu'il doit tenir à nos émotions, à notre capacité à gérer notre stress, à faire face à tout ce qui intervient au niveau de notre psychisme. Le stress, voilà, le mot est lâché ! Le grand malfaiteur du siècle. Mais comment est-ce possible ? Comment biologiquement l'impact se produit-il ?

Le terme « stress » vient de l'ancien français *estrece*, qui veut dire « oppression » et est lui-même issu du verbe latin *stringere*, signifiant « serrer ». Il constitue l'ensemble des réponses mentales, émotionnelles et physiques de l'organisme soumis à des contraintes ou à des pressions. Ces réponses dépendent toujours de la perception qu'a l'individu des pressions qu'il ressent.

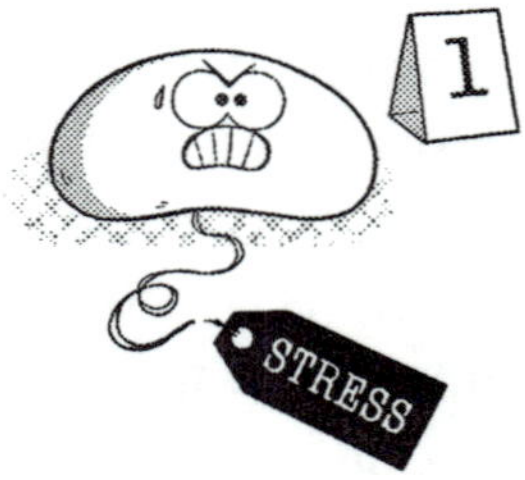

Aujourd'hui, après quarante ans d'expérience, j'affirme qu'il existe un lien entre stress et cancer. Ce que nous pouvions pressentir, subodorer, est désormais une chose établie. Toute la question est de comprendre pourquoi et comment le stress est la gâchette !

• L'ENQUÊTE

Depuis très longtemps, depuis Galien au IIe siècle, les médecins ont toujours pensé que le lien entre cancer et stress existait. Galien parlait même des « femmes mélancoliques », plus susceptibles de présenter ce qu'il commençait à appeler un « cancer ». La tristesse, déjà, comme cause du cancer... Si on y réfléchit bien, ce n'est pas si stupide. Dans la Grèce antique, développée par le Corpus hippocratique, la théorie des humeurs met au point une médecine visant à maintenir ou à rétablir l'équilibre de celles-ci, signe de bonne santé physique et psychique. Pour Hippocrate puis, plus tard, pour Galien, la nature de l'homme est à l'image de celle de l'univers. Le corps est constitué des quatre éléments fondamentaux, air, feu, eau et terre, possédant quatre qualités : chaud ou froid, sec ou humide. L'origine d'un déséquilibre est un manque ou un surplus d'une humeur : sang, phlegme, bile jaune, bile noire. Tout comme les quatre saisons, au même titre que le rythme des jours et l'âge, ces éléments ont une influence sur l'équilibre du corps. À l'époque, les traitements faisaient appel à toute une série de techniques : la saignée ; l'application de ventouses ou de sangsues pour tirer le sang ; l'utilisation de vomitifs ou de purgatifs pour les autres humeurs. Un excès de bile noire rendrait la personne triste et morose. Chose incroyable, Galien avait observé que les femmes tristes et mélancoliques étaient plus sujettes à développer une maladie au niveau des seins. Il décrit alors le cancer comme une tumeur due à un excès d'humeur, à un déséquilibre de la bile noire.

Pendant près de deux millénaires, cette idée est restée présente dans l'esprit des médecins, impuissants devant cette maladie mystérieuse qui emportait, dans des déformations physiques et dans des douleurs atroces, leurs pauvres patients. Mais ce n'est en fait qu'à la fin du XIXe siècle que ces intuitions prirent un tour plus scientifique. Le docteur Snow, chirurgien à Londres, publia à cette époque un article dans une revue scientifique réputée. Il y expliquait qu'il avait étudié la situation psychologique de plus de 250 femmes qu'il avait opérées d'un cancer du sein et constaté que 156 d'entre elles avaient connu un drame psychologique majeur dans les temps qui avaient précédé le diagnostic. Ce nombre important de 156 sur 250 lui semblait suffisant pour établir que, pour beaucoup de malades atteints de cancer, le psychisme, les émotions négatives, comme la perte d'un être cher ou le fait d'être abandonnée par son mari, pouvaient être à l'origine de cette maladie, ou du moins avoir contribué à son éclosion. Cette publication fit grand bruit et concourut à donner un socle relativement scientifique à ce qui, jusque-là, n'était qu'une rumeur populaire. Pour autant, rien de bien sérieux n'a été publié sur le sujet jusqu'à la fin des années quatre-vingt.

Pourtant, dans les années quarante, un intérêt particulier s'était développé, aux États-Unis et en Europe, pour les effets du stress ou de l'état psychique. Plusieurs tests avaient été mis au point pour essayer de mesurer ces phénomènes psychologiques. Parmi ces tests, le MMPI (*Minnesota Multiphasic Personality Inventory*) offre une exploration des différents aspects de la personnalité normale et pathologique. Cinq cent cinquante questions très variées recouvrent dix échelles : hypocondrie, dépression, hystérie, déviation psychopathique, masculinité-féminité, paranoïa, psychasthénie, schizophrénie, hypomanie, introversion sociale.

C'est en 1987 qu'une équipe de chercheurs va évaluer à l'aide du MMPI le risque de développer un cancer auprès de 2 018 travailleurs d'une usine de la Western Electric Company de Chicago, et ce, en fonction d'un certain nombre de paramètres propres au travail de ces ouvriers. Son constat est sans appel : les ouvriers dépressifs ont deux fois plus de risques de développer la maladie et deux fois plus de risques d'en mourir ! On peut imaginer les remous provoqués par cette découverte ! On disposait enfin d'une vraie étude scientifique, utilisant un test de mesure de l'état psychologique, portant sur un nombre important de sujets, concluant qu'il y a un lien réel entre état psychologique et risque de cancer.

Depuis, plusieurs autres études sont parvenues à d'autres conclusions. Toutefois, cette mise en lumière a modifié mon approche d'oncologue mais, pour autant, n'a pas emporté ma conviction. Pourquoi ? Parce que rien n'est plus aléatoire, imprécis que l'évaluation, qui plus est rétrospective, de l'état psychologique, du vécu, des émotions ou de la perception du stress. Je vais bien sûr m'expliquer, mais avant, permettez-moi d'insister un instant sur cette notion, fondamentale dans mon argumentaire, de rétrospectivité. Cette découverte et son affirmation sont d'une telle importance qu'il est de ma responsabilité de poser clairement les bases.

En effet, comme vous l'avez bien compris, il faut du temps, en général, pour qu'un cancer se développe. Imaginez… On a dit qu'une toute petite tumeur d'à peine un centimètre de diamètre contenait déjà un milliard de cellules cancéreuses regroupées les unes à côté des autres. On a dit aussi que toutes ces cellules étaient la descendance d'une première cellule devenue maligne et qui s'était mise à proliférer, à se multiplier, une cellule en donnant deux, puis quatre, puis huit, puis seize, trente-deux, soixante-quatre, cent vingt-huit, etc., jusqu'à arriver à constituer cette fameuse petite tumeur de un centimètre contenant un milliard de cellules malignes. Si vous faites le calcul, il faut au moins trente-trois divisions successives pour passer d'une cellule maligne à un milliard. Je souligne « au moins », car ces cellules malignes, fabriquées à la va-vite, ne seront pas toutes capables de se reproduire, et certaines seront forcément non viables. Mais qu'importe, prenons cette base de trente-trois divisions pour exemple. On l'a vu, pour qu'une cellule soit capable de se diviser et de donner naissance à deux cellules, il faut d'abord qu'elle multiplie par deux tout ce qu'elle contient et, notamment, ses quarante-six chromosomes. Un gros travail qui va lui demander non seulement de l'énergie, mais surtout du temps ! On ne fabrique pas quarante-six chromosomes en un jour !

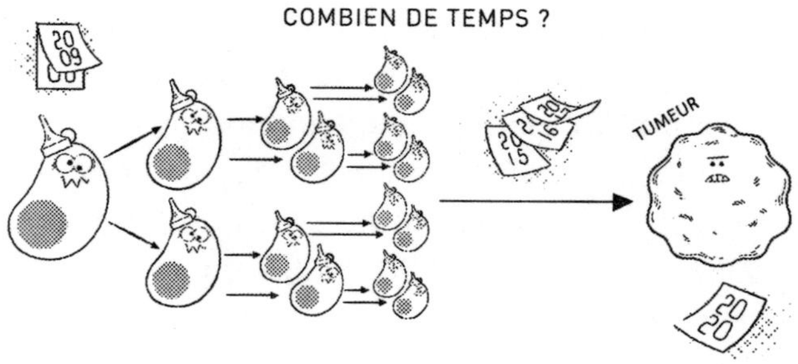

On a cherché précisément combien de temps il fallait à une cellule pour entreprendre ce long labeur et être capable de se diviser en deux. Si ce temps varie d'un type de cellule à l'autre, nous disposons, grâce aux observations, de bons indicateurs. L'exemple du cancer du sein est explicite : en moyenne, il faut à une cellule du sein environ 4 mois pour être capable de se multiplier. Disons, entre 100 et 150 jours. Si vous multipliez ce temps – 4 mois – par 33 divisions, vous constatez qu'il faut environ 132 mois pour qu'une femme présente une tumeur pourtant aussi petite que un centimètre dans son sein. Or, 132 mois équivalent à 11 ans ! En réalité, à cause des pertes cellulaires dues à la fréquente mauvaise qualité des cellules qui naissent dans une tumeur, plus de 11 ans sont nécessaires. Probablement, et en moyenne, la réalité serait d'une vingtaine d'années. Et cela vaut aussi pour les rechutes concernant le développement de métastases.

En résumé, cela veut dire que, si un quelconque phénomène est à l'origine de la transformation de la première cellule normale en cellule maligne, ce phénomène s'est produit très, très longtemps avant le jour du diagnostic du cancer et donc avant le jour où nous, chercheurs, demandons à notre patient quelles conditions ont prévalu à l'apparition de sa tumeur : « Combien buviez-vous de verres de vin à l'époque, combien fumiez-vous de cigarettes, quel était votre état de stress ou la nature de vos émotions, combien de fruits mangiez-vous chaque jour ? » Tout cela, il y a vingt ans, ou dix-neuf, ou dix-huit... Rien d'étonnant à ce que le témoignage du patient ne puisse être très précis.

Si, déjà, pour le vin, les cigarettes ou les fruits, on peut bien concevoir que les réponses soient nécessairement entourées d'un certain flou, pour ce qui est des émotions ou du stress, il est carrément impossible de les quantifier, qui plus est dans un passé lointain ! Si les données recueillies comme bases de recherche sont entachées d'autant d'incertitudes, d'approximations, on peut imaginer ce que serait la qualité des conclusions qu'en tirerait une équipe de chercheurs ! Ajoutez à cela tout ce qui a pu se passer lors de la phase de multiplication cellulaire ; de toute évidence, les émotions ne sont pas restées figées, en bien ou en mal... Pendant ces dix à vingt ans, le niveau de stress n'a pas été le même ou, en tout cas, la capacité du patient à le gérer a varié.

Nous avons été gais certains jours et tristes à d'autres moments. Comment, objectivement, quantifier et arriver à disposer d'une information suffisamment précise et pertinente pour que nous puissions en tirer une conclusion sur ce qui a déclenché soit le processus de transformation maligne d'une première cellule, soit le fait de la laisser se développer, voire de l'avoir aidée à se développer ? C'est impossible, et voilà pourquoi à mon sens l'approche scientifique liée à des études rétrospectives ne peut pas permettre d'aborder les liens entre psychisme et cancer à travers un prisme scientifique.

De la même manière, des études ont cherché à établir s'il y avait plus de cancers chez les survivants de l'Holocauste ou chez les ex-prisonniers de la guerre de Corée que dans le reste de la population. Elles ont abouti à des résultats assez contradictoires. Cependant, selon une grande étude d'observation publiée récemment en ligne dans la revue scientifique américaine *Cancer*, les survivants de l'Holocauste sembleraient plus « à risque » de développer un cancer, particulièrement ceux du poumon ou du côlon. Des chercheurs israéliens, à l'origine de ces recherches, ont voulu vérifier si le taux de cancer était significativement supérieur dans cette population ayant vécu un stress absolument majeur, par rapport à la population générale. Pour cela, ils ont comparé les données de 142 591 adultes bénéficiaires d'une indemnisation pour « souffrance pendant l'Holocauste » à celles de 10 031 personnes n'ayant pas connu la Shoah et servant de groupe témoin. L'âge moyen des participants à l'étude était compris entre soixante-treize et quatre-vingt-un ans à la fin du suivi. Résultat : le taux de cancers était effectivement plus élevé chez les victimes de l'Holocauste (de 21 % à 27 %) et ce, plus particulièrement chez les hommes. Les plus touchés (de 27 %) étaient les anciens combattants invalides, que l'on peut logiquement associer au niveau le plus élevé de stress. Au total, ces chercheurs ont démontré que le risque de développer un cancer était majoré de 6 % chez les survivants et de 53 % chez les anciens combattants invalides. Une autre étude, dans le même esprit, publiée aussi dans une grande revue scientifique, a établi un taux de cancer plus élevé chez les habitants des pays occupés par les nazis pendant la guerre, comparé au taux de cancer chez les habitants de pays non occupés à l'époque. Soit.

Toutefois, certaines enquêtes sont arrivées à des conclusions inverses : il n'y aurait, selon elles, pas de lien entre souffrance, stress et cancer, chez les survivants de l'Holocauste ou chez les anciens prisonniers de la guerre de Corée. Mais comment être sûr que ces survivants n'étaient pas précisément les plus capables de gérer leur stress ? Et donc que les hommes les plus faibles de ce point de vue ont prioritairement disparu ? Impossible à prouver rétrospectivement ! Cet obstacle de l'irréalisable rétrospectivité rend difficile pour nous la mise au jour réelle de la psychogenèse du cancer. Le problème, c'est que les études prospectives ne sont pas plus faisables !

• Les limites

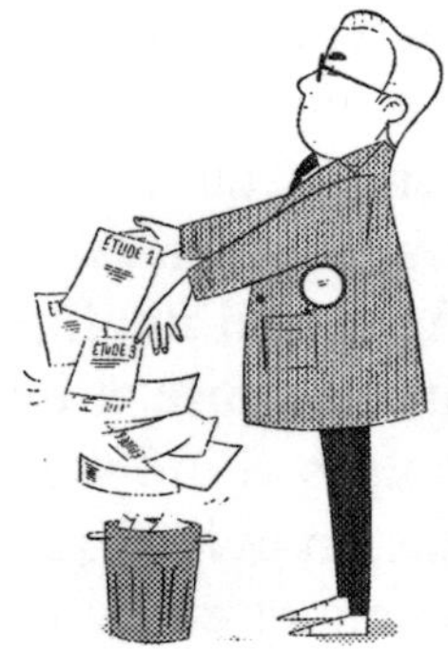

Souvent, la médecine fonde ses avancées sur les études prospectives. Toutefois, dans ce contexte, cette approche n'est pas envisageable. Dans une étude prospective, on va demander à un groupe d'individus de manger cinq portions de fruits et légumes frais chaque jour, avant de comparer leur taux de cancer par rapport à celui d'un groupe d'individus équivalent qui, lui, n'aura pas mangé ces fruits et légumes.

Oui, mais voilà, dans le cas du cancer, l'étude prospective demanderait de comparer les facteurs de risque comme le tabac, l'alcool, etc. Impossible ! Vous imaginez mettre en condition un groupe d'individus en les invitant à fumer un ou deux paquets de cigarettes par jour, à vider une bouteille de vin chaque midi ou à stresser H24 ! Nous ne serions plus dans l'étude prospective, mais dans la torture ! Et, côté stress, l'éventail des émotions est vaste. Comment peut-on faire moralement subir une tristesse profonde à des individus simplement pour étudier leur devenir en termes de cancer ? Bien évidemment, de telles études sont inenvisageables ! Et heureusement ! Elles sortent de l'espace éthique de la science. Les études prospectives ne peuvent donc pas nous être d'un quelconque secours.

Je vous propose de pousser la démonstration à l'extrême pour bien saisir comment la science procède. Imaginez par exemple qu'il s'agisse de démontrer les avantages d'un parachute en cas de saut d'un avion. La méthode scientifique, qui implique la démonstration objective d'un lien entre la cause et l'effet, nécessiterait que l'on prenne deux groupes d'individus volontaires, qu'on les fasse monter dans un avion, que l'on équipe la moitié d'entre eux d'un parachute et l'autre, d'un sac à dos vide… Puis que l'on fasse sauter tout ce beau monde de l'avion ! Ensuite, il ne resterait plus, pour tirer les conclusions de l'enquête, qu'à compter les morts écrasés au sol et à voir s'il y en a eu moins dans le groupe avec parachute que dans le groupe sans parachute ! Voilà, c'est ça, la méthode scientifique !

Autre exemple : est-ce qu'il vous paraîtrait imaginable de prendre des jeunes mères et d'enlever brutalement à la moitié d'entre elles leur bébé pour voir si, dans le futur, on enregistre plus de cancers chez celles qui auront perdu leur enfant que chez celles qui auront pu continuer de vivre avec le leur ? Ce type de démonstration est, par nature, et moralement, impossible à mener. On voit bien que, dès lors que nous voulons observer les liens entre psychisme et cancer, nous ne pouvons pas nous appuyer sur des études prospectives. Voilà pourquoi la science ne peut se prononcer depuis toutes ces années.

Alors comment puis-je aujourd'hui étayer cette conviction, tirée de mon expérience clinique de plus de quarante ans de cancérologie, que ce lien existe bel et bien ?

Simplement parce que le contact avec des milliers de malades, de toutes origines, de toutes conditions, m'a personnellement montré qu'il existe.

• Les nouvelles preuves

Mes intuitions

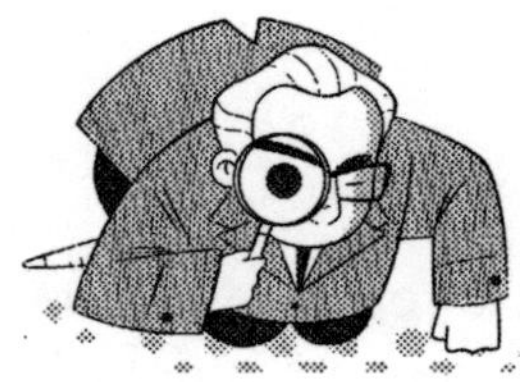

Tant de rencontres avec ces êtres frappés par ce fléau, tant de discussions dans l'intimité de mon cabinet, tant d'accompagnement dans le combat comme dans la mort ont forgé en moi cette idée que tout ne se limite pas à des virus, à des cigarettes ou à une mauvaise alimentation. Combien de fois ai-je vu, dans ma longue carrière, des malades qui faisaient du sport, qui ne fumaient pas, qui étaient végétariens et qui, pourtant, à leur grande surprise, se voyaient diagnostiquer un cancer !

Et combien de fois certains patients finissaient-ils par me confier la détresse qui avait précédé le diagnostic ! J'ai noirci en quarante ans des dizaines et des dizaines de petits carnets, annotant toutes les formes de cancer rencontrées et l'histoire qui leur était associée. Et si rien de scientifique ne peut en être retenu, l'oncologue que je suis ne peut en aucune façon ne pas s'interroger, ne pas être convaincu par ces centaines de milliers de cas qui ont tous un point commun, celui du choc, d'un stress.

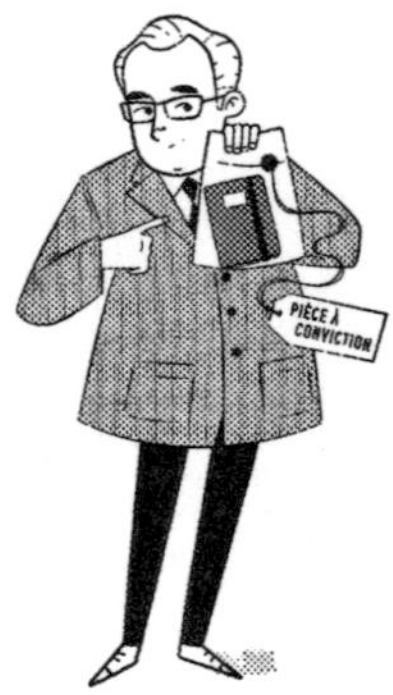

De telles rencontres sont innombrables dans ma mémoire et, encore aujourd'hui, viennent chaque jour renforcer ma conviction qu'en partie au moins cette maladie est liée à ce qui se passe dans notre tête et dans notre cœur. Des histoires qui racontent ces malheurs précédant un cancer, je pourrais vous en relater des centaines. Je me contenterai de quelques exemples.

Encore très récemment, un homme d'une cinquantaine d'années vient me voir avec un sérieux cancer du poumon, alors qu'il n'a jamais fumé. Il me confie, lorsque nous commençons à faire le tour de son histoire, que son fils de vingt ans est mort d'un accident il y a deux ans, et que, l'année suivante, il a perdu son poste de haut dirigeant d'une entreprise de communication. En quelques mois, son cancer apparaissait dans son poumon !

Surtout, au cours de ma carrière, j'ai vu des dizaines, des centaines même, de femmes atteintes d'un cancer du sein et qui toutes partageaient, les unes comme les autres, l'expérience, dans les années qui avaient précédé leur maladie, du départ de leur mari, souvent pour une autre femme. Des cadres supérieurs aussi qui avaient du mal à gérer leur stress professionnel et dont le cancer devenait presque libératoire.

Les délais, dans toutes ces histoires si personnelles, entre l'événement douloureux et le cancer pouvaient varier de un à dix, voire vingt ans. Il est même possible que son développement, chez un certain nombre de patients, commence sous l'effet d'un stress particulier puis s'arrête, le cancer restant caché, invisible car trop petit, en raison d'une vie devenue plus stable, émotionnellement plus agréable, d'un stress mieux géré, puis qu'il se réveille lors d'une phase d'accélération à l'occasion de nouveaux problèmes dans l'environnement psychologique du malade.

Personne, dans toutes les recherches menées sur le cancer, n'a jamais dit que la croissance d'un cancer était linéaire, progressive et régulière. Notre vie, nos émotions, nos comportements à risque, quels qu'ils soient, peuvent et doivent certainement, en permanence, jouer un rôle dans le développement d'un cancer, comme, à l'inverse, dans la capacité de notre organisme à le contenir. C'est ainsi que des souffrances passées s'installent comme une très vieille blessure oubliée, mais qui, en réalité, ne cicatrise pas.

Ces événements vécus par les patients pouvaient avoir joué sur l'initiation du cancer ou, au contraire, sur la phase de promotion de la maladie avant qu'elle n'apparaisse au grand jour ; comme si ces événements et les douleurs qu'ils entraînaient avaient en quelque sorte laissé le champ libre à la maladie pour qu'elle se développe tranquillement, sous les radars du système immunitaire. Dans tous les cas, tous ces événements avaient la particularité d'avoir été douloureux pour celui qui, plus tard, allait être diagnostiqué d'un cancer. Mais alors, puisque la conviction est là mais que les études cliniques sont impossibles à mener, existe-t-il un moyen un tant soit peu scientifique de trouver quelque part une matière objective qui nous conforte dans l'idée qu'il y a bien un lien entre psychisme et cancer ? La réponse est oui !

Des preuves animales

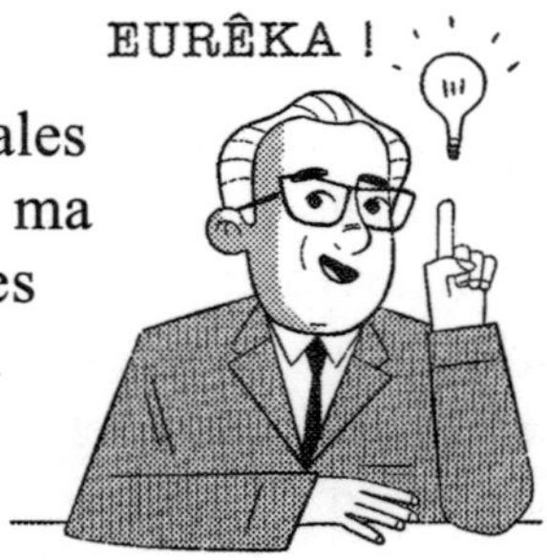

C'est là que les expériences animales viennent nous éclairer et appuyer ma conviction en nous indiquant des pistes sur les mécanismes mis en cause ; ensuite, les dosages chez l'homme vont venir corroborer ces intuitions. Pour que vous puissiez suivre les éléments biologiques dont je vais vous parler, il me faut d'abord vous rappeler quelques bases d'endocrinologie : les hormones ! En fait, tout commence dans la nuit des temps, tout au long de la naissance de l'humanité. Se mettent en place des systèmes à la fois endocriniens et neurologiques qui vont nous permettre, à nous, êtres humains, de faire face à une réalité extrêmement désagréable et hélas indiscutable : nous sommes et nous serons toujours des proies. Des proies menacées par les bêtes féroces, par d'autres hommes plus agressifs, par les éléments de la nature… Tout, *a priori*, nous est hostile et, depuis toujours, notre vie est menacée. Comme chaque fois dans l'évolution, la vie, et au premier chef la vie humaine, a su s'adapter pour résister, pour survivre à ces menaces. Elle l'a fait en développant des systèmes impliquant aussi bien des éléments d'origine neurologique que des éléments de nature endocrinienne.

Ce système, extrêmement complexe, est censé nous permettre de réagir à une menace. Presque de façon autonome, sans intervention de l'intelligence, il nous donne la capacité de répondre à un danger par la décision, prise en un temps record, soit de fuir, soit de nous battre. C'est ce que les Anglo-Saxons appellent *fight-or-flight response*, « se battre ou s'envoler ». Dans le monde animal, le stress est un mécanisme de défense et de survie. C'est avant tout un signal d'alarme qui déclenche un certain nombre de processus physiologiques qui permettent de lutter contre la menace. Le stress animal défensif se situe à un niveau cérébral qui fonctionne de manière essentiellement inconsciente et instinctive. Il en va de même chez l'être humain : lorsque quelque chose nous menace, nous devons être capables, de façon quasi immédiate et spontanée, soit de prendre la décision de fuir, soit, au contraire, de nous préparer au combat. Et ce sont les masses musculaires, le rythme cardiaque, l'état d'excitation neurologique qui, simultanément mis en branle, vont permettre l'une ou l'autre action.

L'une ou l'autre, car il n'y a pas d'alternative viable ! En France, c'est ce qu'ont démontré les expériences sur des rats de laboratoire en situation de stress menées par le professeur Henri Laborit (1914-1995).

Fuir ou combattre ?

Expérience 1 :

Un rat est placé dans une cage, séparée en deux compartiments par un tunnel. Un signal sonore et un flash lumineux sont enclenchés et, après quatre secondes, un courant électrique est envoyé dans le plancher. Le rat saisit vite la relation entre les signaux et la décharge électrique qu'il reçoit.
Pour éviter cette décharge, il passe dans l'autre compartiment à chaque signal. À peine est-il arrivé que le plancher bascule légèrement, active les signaux, et, quatre secondes plus tard, le choc électrique est à nouveau envoyé. Le rat doit cette fois parcourir le chemin inverse, et le jeu de bascule recommence, ainsi que les signaux et le choc électrique. L'animal est soumis à ce traitement pendant dix minutes par jour pendant huit jours.
À la fin de l'expérience, on constate que le rat est en très bonne santé.

Expérience 2 :

Cette fois, deux rats sont placés dans la même cage. Ils vont subir le choc électrique sans pouvoir s'enfuir. Rapidement, ils se battent, se mordent et se griffent.

Au terme de l'expérience, les rats sont observés, et l'on constate qu'ils sont en bonne santé, excepté les morsures et les griffures.

Expérience 3 :

Un rat est placé seul dans une cage fermée. Il subit les chocs électriques sans pouvoir s'enfuir. Le protocole est identique aux précédentes expérimentations.
À l'issue de l'expérience, les examens biologiques révèlent :
- une chute de poids importante ;
- une hypertension artérielle qui persiste plusieurs semaines ;
- de nombreux ulcères à l'estomac.

Constatations :

L'animal qui peut réagir par la fuite (expérience 1) ou par la lutte (expérience 2) ne développe pas de troubles organiques. L'animal qui ne peut ni fuir ni lutter (expérience 3) se trouve en inhibition de son action et présente des perturbations pathologiques.

Il en va de l'être humain comme des rats : dès qu'il se trouve dans une situation sans issue, sans possibilité de fuite ou de défense, des perturbations pathologiques plus ou moins importantes apparaissent. Donc, fuir ou combattre. La réponse à ce type de stress va ainsi dépendre d'un système nerveux différent de celui que vous connaissez impliquant le cerveau, les organes des sens, les nerfs et les muscles. Ce nouveau système nerveux est appelé *système nerveux autonome.*

Le système nerveux autonome

Celui-ci agit, en dehors de toute volonté, en activant un système que l'on appelle *sympathique* et qui va influer sur quantité d'organes à la fois, par l'intermédiaire de nerfs qui circulent non pas comme les nerfs normaux dans la moelle épinière, mais à côté des vertèbres, et par l'intermédiaire du contrôle de la sécrétion d'hormones du stress par les glandes surrénales situées juste au-dessus des reins, hormones comme l'adrénaline ou la noradrénaline. On appelle ces hormones de la réaction au stress *catécholamines.*

Cette double activation va nous offrir les moyens de fuir ou de combattre. À partir de la perception d'une menace, ces nerfs qui contrôlent l'état d'excitation de nombreux organes et des hormones de réponse au stress dédoublent notre force, notre vigilance. Or, si l'activation des nerfs sympathiques accélère le rythme cardiaque, le transit intestinal, la tension de nos muscles, les hormones du stress, ces fameuses catécholamines, vont, elles, avoir nombre d'autres effets en lien direct avec le risque de cancer. Parfaitement démontrées tant chez l'animal de laboratoire que chez l'homme, les conséquences de ces effets sur le risque de cancer sont innombrables.

D'abord, les catécholamines vont diminuer la réponse immunitaire, réduisant essentiellement la capacité des lymphocytes à se battre, y compris contre les cellules cancéreuses. Elles vont aussi, et cela concernera plus direc-

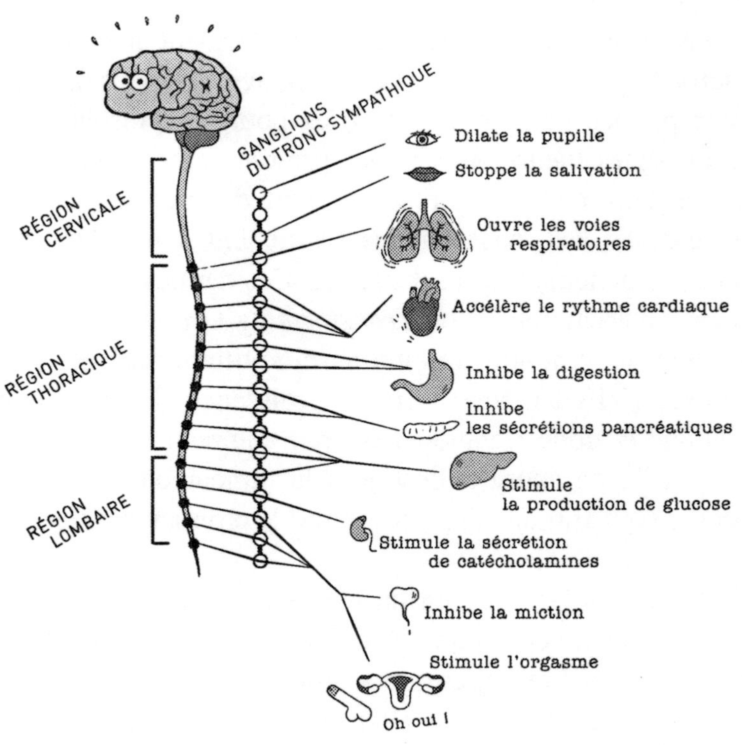

tement le développement tumoral, faire baisser le nombre et l'activité fonctionnelle des cellules NK, *Natural Killers*, dont on a vu qu'elles sont les cellules de notre système immunitaire particulièrement dévolues à la recherche et à la destruction des cellules malignes. Les catécholamines vont, en même temps, activer près de deux cents gènes sur les chromosomes des cellules tumorales, essentiellement des gènes de prolifération et d'échappement, stimulant directement la croissance du cancer et sa capacité à se dissimuler.

Plus incroyable encore, elles transforment nos pauvres macrophages, dont on a vu qu'ils avaient pour mission d'attraper les cellules cancéreuses pour les présenter aux lymphocytes tueurs, en cellules protumorales. Sous l'effet de ces hormones du stress, au lieu de tuer les cellules cancéreuses, les macrophages se mettent à relâcher dans leur environnement des substances. Ces dernières, pour certaines (Interleukine 10 ou *Transforming Growth Factor β*), inhibent la réaction immunitaire antitumorale et, pour d'autres (VEGF), favorisent la croissance des vaisseaux sanguins et donc l'angiogenèse qui augmente le flux sanguin, riche en énergie, destiné à la tumeur en développement, ce qui stimule ainsi, en retour, la croissance tumorale.

Ces catécholamines, enfin, inhibent le fameux gène P53 et, par la même occasion, le suicide cellulaire ; ces cellules malignes se développent et se multiplient, même si leur patrimoine génétique est altéré et s'il aurait dû conduire au suicide de la cellule.

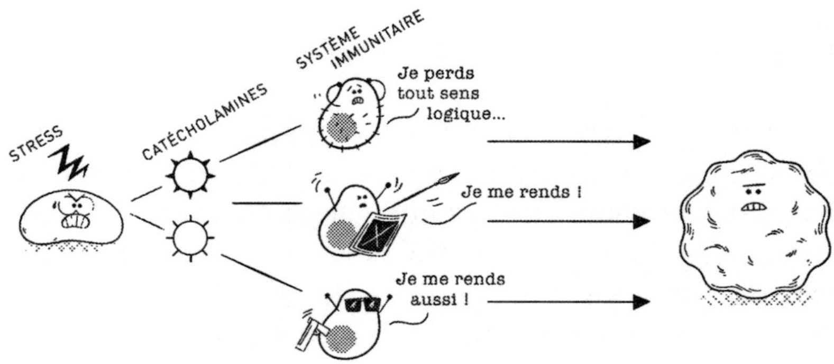

Tout cela peut paraître fou ou illogique tant on a du mal à comprendre pourquoi, tout au long de l'évolution qui nous a amenés à être ce que nous sommes, nous avons mis en place et gardé un tel système. Car s'il nous permet certes de faire face à toutes sortes de menaces, il nous fait aussi prendre un risque énorme de développer une maladie mortelle. On aurait pu penser le contraire, que cet aspect de l'action de notre système nerveux autonome serait éliminé au fur et à mesure de l'évolution au profit des seules actions positives (fuir ou se battre). Au lieu de quoi nous avons conservé toute cette liste inouïe d'actions protumorales extrêmement dangereuses. En réalité, et j'essaierai de le démontrer un peu plus loin, tout cela n'est pas tout à fait illogique, pas autant en tout cas que l'on pourrait le croire de prime abord ! Vous verrez que vous ne serez pas déçus. Reprenons.

L'axe hypothalamo-hypophysaire

Nous avons vu la partie neurologique de ce système de réponse, le système nerveux autonome, qui, même s'il fait intervenir une sécrétion hormonale de catécholamines, n'en reste pas moins un système de nature neurologique. On l'a dit, il existe un second système de réponse au stress, aux émotions. Ce système, purement hormonal ou endocrinien, correspond à une série de glandes contrôlées par l'axe hypothalamo-hypophysaire. Même si ce nom semble compliqué, ce dont il s'agit est plutôt simple. Sous l'effet d'informations ou d'émotions qui vont activer certaines parties de notre cerveau, comme le cortex ou la partie limbique, il va y avoir stimulation par une communication de proximité avec une petite glande qui se trouve à la base du cerveau, dans le crâne, l'*hypothalamus*. Cette glande, par l'intermédiaire de la sécrétion d'hormones (et notamment, pour ce qui nous intéresse ici, de deux d'entre elles, le *Corticotropin-releasing factor*, ou CRF, et l'arginine vasopressine), va, à son tour, stimuler une autre glande qui se trouve elle aussi à la base du cerveau, juste derrière et au milieu des orbites, et qui s'appelle, elle, l'*hypophyse*. Celle-ci, excitée, sécrète alors des hormones, comme l'ACTH, les *enképhalines* et les *endorphines*, qui vont passer dans le sang et provoquer certains effets. Comme dans une sorte de cascade, ces hormones vont quant à elles provoquer la sécrétion par les glandes surrénales, ces glandes qui se trouvent juste au-dessus de nos deux reins, d'une hormone clef dans la réponse au stress et aux émotions : le *cortisol*, qui est en fait la cortisone naturelle de notre corps.

Ce cortisol a une influence déterminante sur le risque de cancer, en synergie d'ailleurs avec les catécholamines. Il diminue de façon très nette, hélas, la réponse immunitaire, celle-ci devenant incapable de remplir son rôle de défense et ce, pour l'ensemble des cellules de notre système immunitaire. Inhibés, ces lymphocytes et macrophages ne rempliront plus leur rôle dans la défense contre le cancer. Le cortisol va agir sur un gène, le fameux gardien du génome, P53, et l'inhiber, l'empêchant de provoquer le suicide des cellules cancéreuses, rendant, de ce fait, les cellules cancéreuses immortelles. Enfin, il est capable de stimuler directement la prolifération des cellules de cancers sensibles aux hormones, comme les cancers de la prostate ou du sein, action qui va

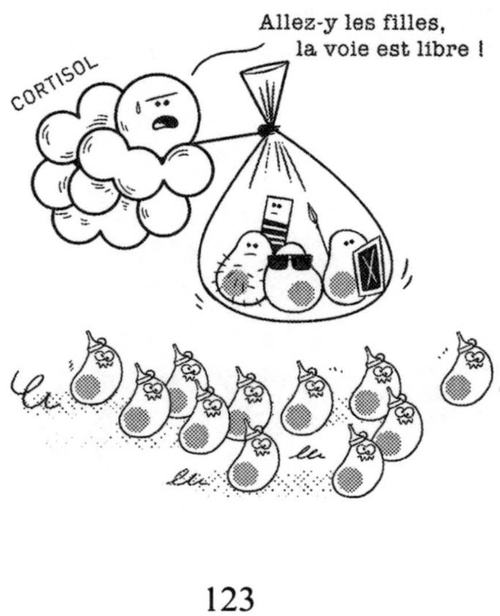

agir sur la phase de promotion, c'est-à-dire de multiplication cellulaire. Le cortisol réduit toute l'efficacité des systèmes de réparation de l'ADN, en favorisant l'apparition de cellules cancéreuses et en encourageant la phase d'initiation tumorale, où la cellule saine se transforme en cellule maligne.

Comme on le voit, le cortisol comme l'adrénaline ou les autres catécholamines, s'ils nous préparent à réagir au stress ou aux émotions, favorisent le processus de transformation d'une cellule en cellule maligne. Ils contribuent à la prolifération cancéreuse. À la fois en rendant directement les cellules malignes immortelles par inhibition du suicide cellulaire, et, indirectement, en abaissant de façon significative nos moyens de défense contre cette maladie.

Définitivement, oui, le stress joue un rôle majeur dans la genèse et la progression du cancer ! D'une certaine manière, il est aussi criminel que le cancer lui-même. Certes, c'est en soi révolutionnaire sans l'être. Nous avons tous un jour ou l'autre pressenti ses dangers. Mais, arrivés

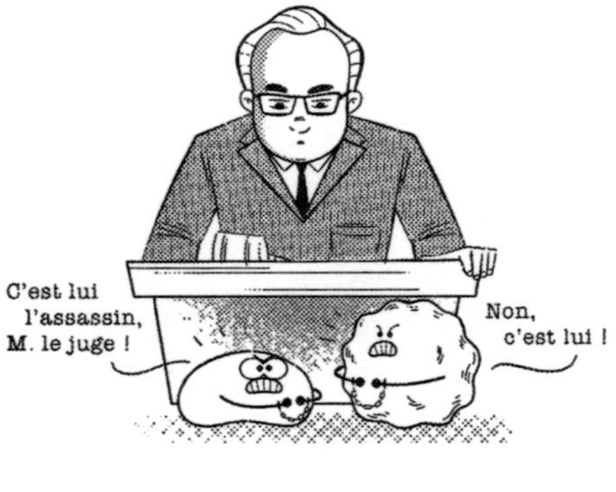
C'est lui
l'assassin,
M. le juge !
Non,
c'est lui !

à ce stade de notre enquête, nous pouvons affirmer que le stress est le complice du cancer.

Alors, au total, qu'avons-nous vu qui vienne étayer notre hypothèse d'un lien objectif entre le psychisme et le cancer ? Des études chez l'animal qui nous ont donné des pistes sérieuses sur des mécanismes physiologiques et physiopathologiques capables, sous l'influence des émotions ou d'un stress prolongé, de déclencher ou de favoriser le développement de certains cancers. Certes, c'est intéressant, mais existe-t-il d'autres éléments de preuve, notamment chez l'homme, qui aillent dans le même sens ?

En réalité, il serait tout à fait impossible d'essayer de présenter une revue exhaustive de la littérature scientifique sur le sujet, car celle-ci est riche aujourd'hui de milliers d'articles, ce qui témoigne, tout au moins, de l'intérêt que porte la communauté scientifique à cette question. Néanmoins, mon expérience de la lecture critique, comme ma liberté d'auteur, me conduit à vous parler de quelques-uns de ces articles. L'idée, ici, est simplement de vous offrir suffisamment d'informations pour que vous puissiez désormais être libres de développer votre propre opinion.

• DÉCOUVERTE : L'ARME DU CRIME

Des études cliniques

L'un des articles sur le sujet les plus intéressants est peut-être celui publié en 2008 par Yoichi Chida et un collectif d'auteurs. L'équipe a réuni 165 études scientifiques qui montrent que le stress augmente de façon significative l'incidence du cancer chez des femmes en bonne santé. De plus, ils ont identifié 330 enquêtes supplémentaires démontrant que le stress diminue la survie de patients déjà porteurs d'un cancer et 53 autres études qui affirment que ce même stress augmente la mortalité par cancer. En fait, selon leurs analyses, c'est l'incapacité à gérer correctement le stress qui est à l'origine de cet impact des événements psychologiques sur le développement de cette maladie. De très nombreuses études aujourd'hui vont d'ailleurs dans ce sens, pointant du doigt l'intérêt des techniques de soutien psychologique dans la prévention de la psychogenèse du cancer. En réalité, nous vivons tous des épisodes stressants, des émotions tristes et difficiles à surmonter. Pour autant, nous ne développons pas tous un cancer. L'effet du stress sur la progression du cancer est désormais clairement lié à notre capacité à supporter celui-ci et à le gérer. Le fait d'être isolé socialement, sans soutien psychologique, sans arriver à évacuer son stress, apparaît dans pratiquement toutes les grandes études comme un point déterminant ayant un impact sur notre risque de cancer.

Pas de panique ! Rassurez-vous, des moyens, des méthodes efficaces existent pour contrer cet impact et nous aider. Afin de réduire les effets psychologiques du stress, on peut mettre en œuvre des accompagnements psychologiques, thérapeutiques, psychothérapeutiques, et parfois des prescriptions médicamenteuses. C'est ainsi que plusieurs études ont montré que les bêtabloquants, en général utilisés pour contrôler la pression artérielle chez les hypertendus, pouvaient réduire le risque de cancer chez les personnes ne parvenant plus à gérer leur stress.

D'autres prescriptions peuvent également être proposées, comme la mélatonine. En effet, les perturbations et même les inversions du rythme nycthéméral (en cas de travail nocturne ou de *jetlags* répétés) sont aussi de vrais facteurs cancérigènes. Ils provoquent des troubles liés à la désynchronisation des horloges biologiques, qui constitue un véritable traumatisme pour l'organisme : des troubles physiques, physiologiques et psychiques (fatigue, irritabilité, anxiété, déshydratation, ronflements, douleurs et troubles fonctionnels, insomnie et/ou accès de somnolence diurne). C'est pourquoi le travail de nuit est aujourd'hui classé comme « probablement cancérigène » par le Centre international de recherche sur le cancer (CIRC). Cet effet cancérigène dérive à la fois d'une sécrétion accrue de cortisol et d'autres substances pro-inflammatoires qui vont augmenter les mutations de l'ADN cellulaire et inhiber les mécanismes de réparation de celui-ci. Ces substances vont aussi favoriser la production de radicaux libres et donc accroître le stress oxydatif intracellulaire. Elles vont même jusqu'à inhiber l'activation des anti-oncogènes, c'est-à-dire des gènes qui inhibent la prolifération cellulaire. Le rythme circadien est calqué sur une horloge interne qui régule l'alternance des états de veille/sommeil, la pousse des ongles ou des cheveux, la production d'hormones... Un certain nombre de molécules capables de réguler ce rythme (un rythme biologique d'environ vingt-quatre heures) pourraient ainsi se révéler utiles – telle la mélatonine.

Une autre étude publiée en 2010 par Martin Pinquart et un collectif confirme l'idée de psychogenèse du cancer. Les auteurs ont synthétisé 76 enquêtes prospectives pour en tirer une tendance générale, ce que l'on appelle une *méta-analyse*. Conclusion : la dépression sévère et surtout prolongée, accentuée par l'absence de soutien, prédispose au risque d'un cancer.

Nos amis norvégiens ont même étudié le statut marital et les décès liés au cancer. Leur observation a porté de 1960 à 1991, recensant plus de cent mille morts. La mortalité par cancer augmentait de 15 % en moyenne chez les hommes célibataires, les femmes célibataires et les hommes divorcés par rapport aux personnes mariées du même sexe. Là encore, la présence de quelqu'un dans son entourage immédiat, capable de vous écouter, de vous soutenir, de partager avec vous vos émotions peut conduire à réduire l'impact des événements de votre vie psychique sur votre mortalité par cancer.

C'est un peu dans ce même ordre d'idée qu'une étude publiée par le docteur Duijts en 2003 a montré que, chez les femmes, la perte de leur mari augmentait leur risque de développer un cancer du sein. En 2006, une autre enquête a démontré que les femmes atteintes d'un cancer du sein et sans parents proches, sans amis ou sans enfant vivant, voyaient leur risque de mourir de leur cancer augmenter, puisqu'il était multiplié par quatre à cinq ! Et le docteur Oxana Palesh et un collectif en 2007 corroborent cette étude. Elle conclut que les femmes atteintes d'un cancer du sein et qui n'ont pas, *a priori*, vécu d'épisodes traumatisants avaient une survie médiane de soixante-deux mois, alors que celles qui signalaient justement avoir subi un ou plusieurs événements stressants n'avaient, elles, qu'une survie médiane de trente et un mois, soit la moitié.

Le stress

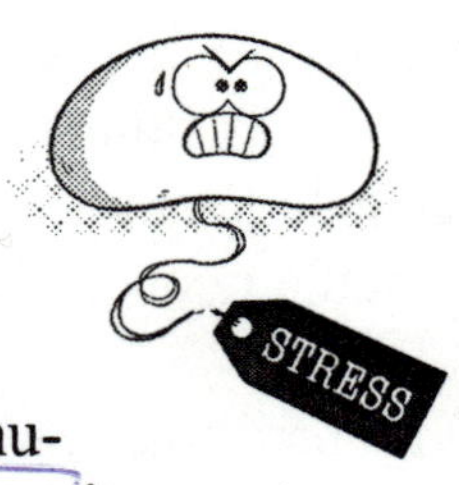

Le stress mal géré est désormais identifié comme le criminel, ou tout du moins son complice. Il accroît sensiblement le risque de stimuler la progression du cancer, que ce soit avant ou après le diagnostic, ce qui a un impact tout à fait significatif sur la survie du patient, notamment dans les cas de cancer du sein. Cet impact semble particulièrement toucher les organes sexuels et de reproduction. En effet, tout cela est aussi vrai pour le cancer de l'ovaire. Ainsi, une étude publiée en 2015 a observé que le risque de contracter un cancer de l'ovaire augmente de 30 à 34 % en cas de dépression persistante. C'est considérable – un tiers de risque en plus !

Une autre étude finlandaise, en 2003, va continuer d'ébranler les idées reçues et pointer la dangerosité du stress : 10 808 femmes ont été suivies à partir de 1981, soit pendant vingt-deux ans, un questionnaire listant les circonstances particulièrement stressantes (divorce, séparation, deuil conjugal, perte d'un être proche) de leur vie. Au cours du suivi, 180 cancers du sein ont été diagnostiqués. L'existence d'au moins un antécédent de stress avait augmenté le risque de cancer du sein de 35 %. Plus encore, le divorce ou la séparation multipliaient le risque par 2,2 – la mort du mari par 2 et la mort d'un parent très proche de 35 %. Chez les hommes, l'impact du stress est tout aussi terrible avec sa cohorte de dommages. En 2016, une étude britannique établissait le lien entre anxiété généralisée et le risque de mourir d'un cancer chez plus de quinze mille Anglais âgés de plus de quarante ans. Chez l'homme, l'anxiété provoquait un doublement de la mortalité par cancer.

Aujourd'hui, tout confirme l'existence d'un lien entre les événements de la vie psychique et le risque de développer un cancer, ou, chez les malades déjà atteints, le risque que celui-ci ne s'intensifie plus vite que prévu. Au-delà de cette relation entre psychisme et cancer, on s'aperçoit que c'est en réalité la personnalité de l'individu et la qualité de son entourage qui sont déterminantes.

Les caractéristiques personnelles, le rôle de la personnalité sont fondamentaux pour comprendre les mécanismes qui régissent la perception du stress. Certaines personnes ont par exemple une prédisposition à éprouver des états de peur en présence de stimuli qui, pour d'autres individus, sont moins anxiogènes, voire pas anxiogènes du tout ; d'autres sont prédisposées à développer des peurs conditionnelles à l'égard de stimuli qui ne sont pas par eux-mêmes directement anxiogènes. Cela définit une caractéristique individuelle innée : l'*anxiété-trait*, par contraste avec l'*anxiété-état*, qui correspond à un état passager et qui peut survenir chez tout individu.

Et c'est cela qui va compter : la capacité de chacun à gérer son stress, à surmonter son chagrin, à résister à la dépression, à faire face aux chocs de la vie. Les personnalités plus fragiles sont exposées au risque de débordements émotionnels négatifs sur leur système immunitaire, leur métabolisme hormonal. Nous savions que nous n'étions pas tous égaux face au risque de cancer, nous comprenons désormais pourquoi. Nous ne sommes pas non plus tous égaux face aux événements malheureux de la vie.

Le rôle du désespoir

Ce qui ressort en filigrane de ces études, c'est que l'absence d'espoir (le fait d'être *hopeless*) agit sur notre santé. Cet état mental peut être lié à un stress que l'on n'arrive plus à assumer, et au sujet duquel on se dit que rien ne l'arrêtera, ou à un chagrin que l'on ne peut partager avec personne pour nous en soulager, et qui nous inspire le sentiment qu'il durera toujours... L'absence d'espérance dans les cas extrêmes nous amène parfois à penser que seule la mort pourrait nous aider à en finir, car on « n'y arrive plus ». Ainsi, il se trouve que ce sont les mêmes événements qui sont désignés comme responsables dans les études dont je vous ai parlé et dans toutes celles sur les suicides. D'ailleurs, c'est probablement en liaison avec ce manque d'espoir de s'en sortir que l'on peut expliquer la très belle étude publiée tout récemment, en 2017, et dont je vous ai déjà parlé, sur les survivants de l'Holocauste, qui montre clairement une augmentation de 21 à 27 % du risque de cancer chez ces survivants, surtout chez les anciens combattants invalides, pour qui cette hausse atteint même 53 % !

On comprend comment le fait d'avoir été prisonnier, blessé, invalide, interné dans un camp de concentration pouvait conduire ces malheureux à perdre tout espoir, et donc comment cela a pu contribuer à aider leurs cancers à se développer plus tard. En fait, c'est soit l'impossibilité de – ou tout du moins la difficulté à – faire face, gérer son stress, se soulager de sa tristesse, soit l'absence d'espoir d'en sortir qui vont conduire, d'une part, à affaiblir ses mécanismes de défense naturels contre le cancer et, d'autre part, à stimuler au contraire les mécanismes de cancérisation cellulaire ou de promotion du développement tumoral.

Je crois que nous avons maintenant mesuré par quels mécanismes le stress prolongé et auquel nous n'arrivons pas à faire face peut induire un cancer ou aider son développement. Rappelons-nous ces mécanismes, pour désormais les mettre sous notre contrôle : action sur notre système endocrinien – notamment, perturbation de la sécrétion de cortisol et d'adrénaline ; action inhibitrice sur notre système immunitaire – baisse de nos défenses ; stimulation du rythme des mutations sur notre ADN ou du stress oxydatif intracellulaire ; enfin, blocage des systèmes de réparation de ce même ADN.

Si nous avons identifié le vrai criminel, il nous reste à explorer, pour terminer notre enquête, la dernière question, et la révélation de taille qui l'accompagne : « Pourquoi ? » Cette question, c'est celle qui en réalité hante l'esprit de chacun d'entre nous. Cette interrogation, je l'ai si souvent perçue dans le regard des malades que j'ai soignés tout au long de ma vie professionnelle. Dès que le diagnostic est posé, dans l'intimité du cabinet, surgissent certaines questions :

Pourquoi ?

Pourquoi moi ?

Pourquoi maintenant ?

Pourquoi le sein ou le poumon ?

J'ai tant et tant de fois fait face à cette question, affrontant le regard perdu de tous ces êtres que le cancer ou sa rechute venaient menacer, leur regard désemparé. Cette mère qui ne comprenait pas pourquoi son fils avait développé une leucémie, ce sportif abasourdi par son diagnostic d'un cancer du poumon alors qu'il n'avait jamais fumé, ou encore ce couple apprenant avec stupeur que la femme avait un cancer de l'intestin bien qu'elle soit végétarienne. Si tous avaient des raisons différentes, tous avaient un socle commun : ils étaient tous reliés les uns aux autres par cette sempiternelle question du « pourquoi ». Et moi de repenser au jeune médecin qui trente ans auparavant s'interrogeait déjà au sujet du lien « cause-effet ».

J'étais chef de clinique à la Salpêtrière à l'époque, et je consultais déjà tous les lundis et mardis après-midi. Nous ne connaissions pas grand-chose aux mécanismes de la cancérogenèse et n'avions notamment aucune intuition de ce que nous appellerions un jour, bien plus tard, l'*épigénétique*, cette science qui étudie l'expression des gènes, leur processus d'influence sur notre ADN qui fait que tel ou tel gène va être lu, sa recette donnant alors lieu à la production de la protéine correspondante, ou, au contraire, qu'il va rester silencieux, son information n'étant, à cet instant, pas considérée comme nécessaire. Cette influence, qui définit l'épigénétique, résulte de tout ce qui nous entoure, de tout ce qui nous touche au sens propre comme au sens figuré, et explique comment notre alimentation, en agissant sur nos gènes, va ou non nous protéger, nous préserver des dangers…

C'est ce qui explique aujourd'hui pourquoi deux jumeaux, pourtant génétiquement strictement identiques, ne développeront pas les mêmes pathologies au cours de leur existence. En effet, l'hérédité ne joue qu'un rôle mineur dans l'apparition des cancers, l'essentiel des cas étant d'origine environnementale et comportementale. La consommation de tabac ou d'alcool, les radiations, certaines infections, l'exposition à des polluants chimiques, les habitudes alimentaires, favorisent l'apparition de la maladie chez certains d'entre nous, mais pas forcément tous ! Ce qui explique de la même manière l'influence de l'éducation, qui se manifeste sur nos actions, sur nos destins personnels, sur nos comportements et nos modes de vie, avec une influence qui variera d'un individu à l'autre.

Dans les années quatre-vingt, nous pensions, concernant l'étiologie du cancer (nous ne parlions pas encore de « cancers » au pluriel), que, pour une grande part, cette maladie survenait en raison d'un contact avec une substance ou un processus cancérigène, comme le tabac ou l'exposition au soleil. Finalement, les choses semblaient relativement simples : une cause – un effet. Une vision un peu binaire des cancers… C'est dans ce contexte que je vis un jour arriver à ma consultation un homme relativement jeune, une quarantaine d'années, jusque-là en parfaite santé, garde forestier dans l'est de la France, chez qui l'on venait de diagnostiquer une forme avancée de cancer du poumon. Je l'interrogeai. Il ne fumait pas, n'avait même jamais fumé, ne buvait qu'un verre de vin par jour, vivait loin de toute pollution, faisait beaucoup d'activité physique, ne serait-ce que par la nature même de son métier. Malgré mes recherches, cet homme ne présentait aucun des facteurs de risque classiques liés au cancer du poumon.

J'avais beau le questionner, je ne comprenais pas. Je commençai à le traiter par chimiothérapie. À cette époque, ce type de traitement était très mal toléré. Les nausées étaient terribles, de même que les vomissements. Il perdit ses cheveux dès la première séance. Malgré tout cela, il supportait tant bien que mal les médicaments que je lui injectais. Une relation de sympathie se développa entre nous. Après trois cycles, sa tumeur avait considérablement régressé, laissant espérer une issue, du moins à court terme, assez favorable. Lors de la quatrième consultation, nous prîmes un peu le temps de parler. Je lui avais bien sûr demandé s'il avait eu, avant son cancer, d'autres maladies ou des opérations, et il m'avait répondu par la négative. Ce jour-là, alors que je lui annonçais la bonne nouvelle – la diminution de son cancer –, il se mit à pleurer.

J'étais tout à la fois – je m'en souviens comme si c'était hier – gêné, mal à l'aise de le voir ainsi, et triste, car je ne trouvais aucun mot susceptible de le consoler, ne comprenant pas du tout la raison de sa tristesse. Et puis, après un long sanglot silencieux, quand je le pris par l'épaule dans un geste qui se voulait apaisant, il me parla de son fils. Il me raconta sa mort, survenue quatre ans auparavant. Il avait huit ans. Son père l'avait emmené faire du canoë sur un lac de montagne et le bateau s'était retourné. L'enfant, qui ne portait pas de gilet de sauvetage et ne savait pas nager, coula à pic dans l'eau glacée. Il avait tout essayé pour le sauver, mais rien n'y avait fait. Son fils disparut, et sa mort marqua le père à tout jamais. À la fin de son récit, mon patient sécha ses larmes, me regarda dans les yeux et m'annonça qu'il arrêtait les traitements. J'avais beau lui expliquer que sans cette chimiothérapie il n'aurait que trois mois à vivre, il ne changea pas d'avis. Il disparut de ma consultation et j'appris sa mort, son suicide en quelque sorte, peu de temps après, par un mot de son épouse me remerciant. Cette décision de mourir, alors même que le traitement avait fait ses preuves, m'avait choqué. Ce n'est que des dizaines d'années plus tard que cette séquence « traumatisme affectif-cancer-suicide » se rappela à mon souvenir et m'incita à réfléchir à tout ce que j'avais vécu dans mon combat contre le cancer au cours de ces quarante années. J'avais trop connu de cas malheureux pour ne pas me rendre à l'évidence et ne pas penser qu'il existait un lien entre l'état de stress et la maladie.

D'autres histoires me revinrent à l'esprit. Comme celle de cette femme encore jeune chez qui j'avais diagnostiqué un cancer de l'ovaire de stade III, c'est-à-dire assez grave ; chimiothérapie, chirurgie large emportant l'utérus, les ovaires, les trompes, le péritoine, la rate ainsi qu'un bout d'intestin, puis de nouveau chimiothérapie postopératoire pendant un an. Elle était en rémission. Tous les examens étaient redevenus normaux. En discutant avec elle, alors que je savais qu'elle était mariée, je m'étonnai un jour qu'elle ne vienne jamais accompagnée à mes consultations. Elle me raconta les difficultés qu'elle avait depuis cinq ou six ans avec son mari, qui la trompait assez ouvertement avec sa secrétaire. Elle avait semble-t-il tout essayé, mais il continuait d'entretenir sa relation adultère. Elle le vivait bien sûr très mal. Son fils unique était autiste, et elle s'en occupait donc seule. Et puis, alors que son état s'améliorait peu à peu, que nous avions mis fin à la chimiothérapie, que ses cheveux repoussaient, elle m'annonça un jour que son mari avait finalement renoncé à la tromper, lui avait demandé pardon et avait repris une vie de couple normale avec elle. Deux ans passèrent, et elle était toujours en rémission.

Un jour, tandis que je l'examinais en consultation, elle me dit, désespérée, que son mari avait repris sa relation amoureuse avec sa secrétaire et, de nouveau, la délaissait, inventant tous les prétextes pour ne plus rester à la maison. J'avais bien sûr de la peine de la voir souffrir ainsi, mais je ne pouvais bien évidemment rien faire. Lors de notre entrevue suivante, trois mois plus tard, je découvris dans sa prise de sang les signes annonciateurs de sa rechute. Un scanner fait en urgence la confirma. Nous reprîmes une chimiothérapie, mais, quoi que je pusse tenter, je n'arrivais plus à contrôler sa maladie ; un peu plus d'un an après, elle décéda.

Ou encore, l'histoire de ce père de famille dont un des deux enfants était handicapé, qui perdit son autre fils dans un accident et qui, six mois plus tard, fut licencié d'un très gros poste. Moins de trois mois après, il se vit diagnostiquer une leucémie aiguë qui l'emporterait en moins d'un an. Ces histoires, toutes véridiques, je pourrais vous en raconter des dizaines qui, même si elles semblent toutes différentes, ont néanmoins selon moi un point commun : la séquence « douleur morale puis cancer ou rechute ». J'ai trop vécu de cas malheureux pour ne pas, finalement, accepter de penser qu'il existe forcément un lien, que la répétition, histoire après histoire, de cette séquence ne serait juste le fruit du hasard.

Bien sûr, je ne veux en aucun cas généraliser mon analyse. Tous les cancers ne sont pas en lien systématique avec les états de stress profond. Bien sûr que non. Ce que je veux faire comprendre, c'est que les cancers sont aussi la conséquence de nos états mentaux. De même qu'il y a des fumeurs qui ne développeront jamais de cancer du poumon, il n'y a aucune action automatique entre émotions/stress et cancer. Il s'agit juste d'un facteur de risque. Si vous fumez, vous avez plus de risques d'avoir un cancer du poumon. C'est tout – une simple augmentation du risque. Mais quand un fumeur développe un cancer du poumon, c'est bien, chez lui, le tabac qui en est la cause. Eh bien, de la même manière, cette incapacité à gérer nos émotions négatives augmente le risque d'avoir un cancer. Un cancer visible, diagnosticable. Soit parce que ces événements de notre vie psychique ont entraîné le cancer directement, soit parce qu'ils ont contribué à l'explosion d'un minicancer jusque-là invisible, contrôlé par notre système immunitaire et qui, subitement, à l'occasion de cette baisse de nos défenses liée à l'impact de notre psychisme sur notre système immunitaire, va sortir à la lumière et permettre d'être diagnostiqué.

J'espère que les choses sont claires et que le lien entre stress et cancer vous est apparu, que vous voyez maintenant bien la façon dont le stress utilise le cancer comme arme du crime. Il est temps de découvrir comment se tisse ce lien si surprenant et de passer à la révélation finale de notre enquête…

CHAPITRE V

RÉVÉLATION FINALE

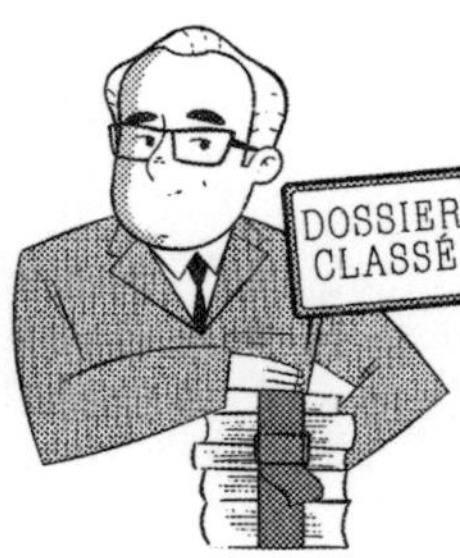

• L'AUTODÉFENSE : LES CELLULES PENSENT

Pour répondre à cette obsessionnelle question du « pourquoi », il est nécessaire de comprendre la raison pour laquelle, quand nous éprouvons des sentiments négatifs, nous augmentons nos risques de développer des cancers. C'est, du point de vue de la stricte logique, quelque chose de relativement peu évident. Dans un monde idéal, on aurait pu espérer que, face à des événements qui nous font souffrir, notre organisme aurait mis en place des mécanismes capables de nous aider ! Que la nature nous aurait dotés d'une sécrétion d'endorphines apaisantes, d'une stimulation de la production de pensées positives, d'un moyen d'autodéfense qui nous permette de prendre de la distance par rapport aux événements douloureux.

Si l'on croit, comme des milliers de chercheurs et moi-même, qu'il existe un lien entre émotions/stress et cancer, il faut bien admettre que notre vie biologique a développé des processus qui, au moment où l'on se sent mal, vont paradoxalement induire le développement d'une maladie maligne. Et loin, à terme, de nous faire aller mieux, ils vont au contraire engendrer davantage de souffrance. Non seulement des douleurs, mais aussi, jusqu'à il y a à peine quelques dizaines d'années (une goutte d'eau dans le temps de l'évolution de l'humanité), la mort.

Au début des années soixante encore, la mort était quasi inévitable une fois le diagnostic de cancer posé. C'est pour cela que, quand on parle du cancer et des leucémies, on utilise couramment une référence au Malin, au diable, à travers l'expression générique de « maladies malignes ». Il faut le reconnaître, le lien cancer-psychisme est tout à fait illogique. Mais il ne l'est en réalité peut-être pas tant que cela… La théorie que je vais développer et qui illustre la conclusion, absolument personnelle, à laquelle je suis arrivé après toutes ces années de lutte contre le cancer, cette révélation que je veux aujourd'hui faire, il faut pour l'entendre que vous acceptiez de vous pencher un peu sur l'anthropomorphisme cellulaire. Souvenez-vous, je vous ai parlé du cancer comme d'une personne. Vous allez découvrir à quel point cette image est révolutionnaire.

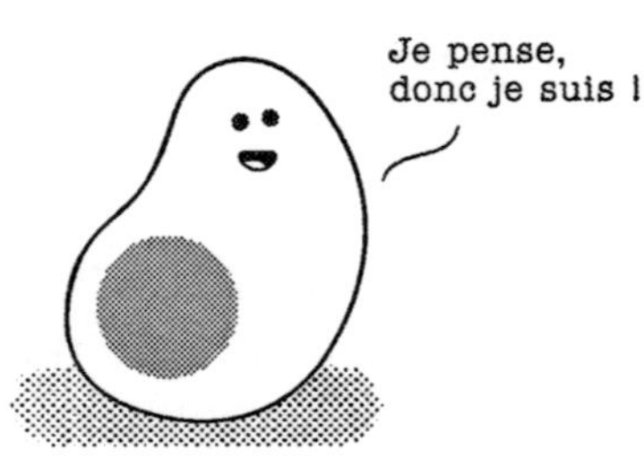

Nos cellules pensent ! Commençons par le commencement. Je vous ai expliqué que notre corps est constitué d'un million de milliards de cellules. Celles-ci sont réparties en environ deux cents types différents, qu'il s'agisse des cellules musculaires, du cœur, du foie, des reins, des globules blancs, etc., et assurent chacune une fonction particulière. Mais, en y réfléchissant bien, elles font davantage que cela : elles constituent non seulement notre corps, mais aussi notre personnalité, notre individualité, notre singularité. En fait, et c'est là l'important, elles sont nous, et nous, nous ne sommes rien d'autre qu'elles ! À bien y réfléchir, nous ne sommes rien d'autre que la somme de nos cellules et nous ne sommes rien sans elles.

Oui, nos cellules pensent !

Vous avez peut-être été étonnés que j'affirme que les cellules « prennent conscience », ce qui supposerait qu'une cellule puisse penser, voire échanger avec d'autres cellules, vouloir quelque chose. Vous m'avez vu appliquer à une structure si petite toutes les caractéristiques propres à un humain pensant. Peut-être alors vous demandez-vous s'il existe un libre arbitre cellulaire ? Eh bien, figurez-vous que, à observer l'activité cellulaire, on peut réellement se poser la question ! Oui, il y a de quoi s'interroger sur ce qui pousse une cellule à faire le choix de se différencier en cellule cardiaque plutôt qu'en cellule pulmonaire, ou en cellule rénale plutôt qu'en n'importe quelle autre. Or, imaginez s'il existait une sorte d'anarchie cellulaire et que nous

nous retrouvions avec deux cœurs au lieu d'un ! Ou alors quatre reins, ou deux cerveaux, ou encore trois yeux...
Eh oui, notre petite cellule est capable de penser ! Lorsqu'une cellule a pris la décision de créer avec sa descendance un organe, aucune autre cellule n'entreprendra dès lors d'en produire un identique. Mais comment est-ce possible ? Comment se fait-il que, chaque fois, chaque partie du corps qui constitue un individu soit, de fait, à sa place ? Ce qui conduit naturellement à une autre question : comment une cellule parvient-elle à interrompre son processus de prolifération pour constituer un organe qui ne soit ni trop gros ni mal placé ? Dans ce cas, si le libre arbitre cellulaire existe bel et bien, par quels mécanismes agit-il ? Autant de questions que nous allons aborder ensemble.

Quand mon cœur bat, c'est parce que les cellules de mon cœur battent. Quand je fabrique de l'urine, c'est parce que les cellules de mes reins fabriquent de l'urine. Quand je pense, c'est parce que mes neurones pensent... La pensée, comme toutes les autres fonctions de mon organisme, n'est que le résultat de ce que font mes cellules, elle n'est en rien indépendante de la biologie de mes cellules. La pensée a beau sembler être de nature spirituelle et non biologique, elle est en réalité biologique, elle est le résultat du fonctionnement de certaines de mes cellules : mes neurones.

Même si la pensée et toutes les fonctions psychiques semblent être au-dessus du simple fonctionnement biologique de nos cellules, même si l'on préférerait que, parce qu'elles touchent à quelque chose d'immatériel, ce soient elles qui contrôlent notre processus psychique plutôt qu'elles ne soient contrôlées par un processus purement biologique, il n'en demeure pas moins que tout ce qui touche finalement à l'âme humaine n'est que le résultat de ce que nos cellules font et sont !

Donc, on vient de le voir, de même que mon cœur bat parce que les cellules de mon cœur battent, si je pense, c'est parce que mes neurones, et d'autres cellules de mon cerveau, pensent, et je ne peux penser que parce que mes cellules cérébrales pensent. D'ailleurs, que reste-t-il de la pensée quand le cerveau est détruit, par un accident vasculaire par exemple ? Si la pensée n'est rien d'autre que le résultat du formidable travail de nos cellules cérébrales, la nature de nos ressentis peut-elle être indépendante du fonctionnement de ces cellules ? Ou, au contraire, n'est-elle rien de plus que le résultat d'un processus biologique qui implique les cellules de mon cerveau ?

En d'autres termes, même si j'accepte l'idée que, si je pense, si je ressens une émotion, cela résulte de ce que font mes neurones, est-ce que, si je suis triste ou gai en réaction à une situation ou à une information, cette tristesse ou cette gaieté est autre chose que ce que ressentent et expriment finalement mes cellules ? Non, bien évidemment. On pourrait dire, en simplifiant, que si je suis triste, c'est parce que mes cellules cérébrales, mes neurones sont tristes et que, si je suis gai, c'est parce que mes neurones sont gais.

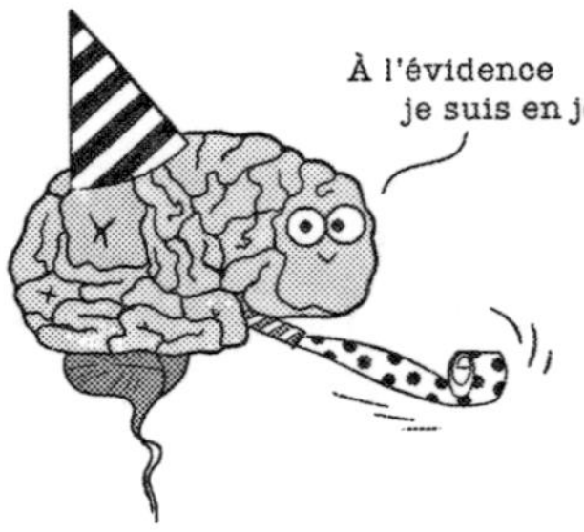

Bien sûr, je me livre ici volontairement à une forme d'anthropomorphisme : comment peut-on parler des émotions de nos cellules avec les mêmes mots que ceux qu'on utiliserait pour un être humain ? Il est bien entendu évident que ce que j'appelle ici *pensée cellulaire* est, en réalité, à l'échelon de chacune de nos cellules, un processus biochimique complexe, lequel passe par la stimulation et l'inhibition de milliers de systèmes de communication à l'intérieur de chaque cellule, qui se produisent par des sécrétions de centaines de molécules messagères différentes, interagissant elles-mêmes avec des centaines de récepteurs intracellulaires. Le tout générant un état particulier de la cellule qui correspond à ce qui pourrait s'apparenter à une « pensée ». En réalité, ce système complexe de communication va beaucoup plus loin que je ne viens de le décrire.

Non seulement chaque cellule, par la mise en jeu de ses systèmes de communication, entre dans un état qui va lui permettre d'exprimer une forme de pensée, mais surtout, c'est la communication entre toutes ces cellules qui va finir par constituer, par induire ce que nous définissons comme « notre pensée ». Notre vie spirituelle, nos émotions, ce que nous pensons de ce qui nous arrive ne sont que le résultat de ce que « vivent », « sentent », « pensent » nos cellules ; c'est en s'échangeant entre elles ces informations que nos cellules finissent par induire ce qui nous semble être notre pensée, nos émotions, nos interprétations du réel.

D'ailleurs, ne sommes-nous pas capables de changer, de modifier notre perception, nos émotions, nos pensées même en utilisant des médicaments ou des drogues ? Les antidépresseurs sont capables de diminuer notre dépression. Les anxiolytiques parviennent à contrôler nos angoisses, les somnifères, de nous faire dormir, les drogues, à nous faire dangereusement, voire mortellement, oublier le réel. Mais comment ces substances agissent-elles ? Ainsi, simplement, elles s'interposent quelque part au milieu de ces processus de communication intercellulaire, bloquant tel message, augmentant la sensibilité ou le nombre de tel récepteur à l'intérieur de nos neurones, modifiant par conséquent la pensée ou la perception de ces cellules. Elles peuvent aussi agir en transformant le dialogue entre toutes nos cellules pour finalement changer ce qu'elles nous font penser ou ressentir.

En résumé, la nature de notre âme n'est que le résultat de ces processus biologiques qui surviennent à l'intérieur de nos cellules et de ce dialogue constant qui s'opère entre elles. Nos cellules constituent bel et bien l'état d'esprit de ce que nous sommes. Soit, mais demandons-nous jusqu'où va ce dialogue, ce partage d'informations, de sensations entre nos cellules, pour arriver, au final, à constituer l'état d'esprit de celui que je suis. Je veux dire : globalement.

• Les cellules aiment

Prenons, pour illustrer ma démonstration, le cas d'un sentiment particulier : l'amour, ou le désir. Je rencontre par exemple la femme que l'homme que je suis aime et désire. Mes cellules des systèmes sensoriels vont générer de l'information. Les cellules de la rétine de mes yeux vont la voir et transmettre l'information aux neurones de mon cerveau par l'intermédiaire du nerf optique. Les cellules de mes mains vont la toucher et, de même, en informer mes neurones. Également, les cellules de mon odorat vont sentir son odeur et en prévenir mon cerveau. *Idem* pour la perception du son de sa voix. Ou pour le baiser que je vais lui donner : les papilles de ma cavité buccale vont, à leur tour, transmettre une information. Rien que sur le plan sensoriel, des milliers et des milliers de cellules vont communiquer entre elles et avec mon cerveau, livrant l'information que la femme que j'aime est là.

Un flot d'informations va activer des milliers de neurones dans mon cerveau. Je vais reconnaître que c'est elle. Parce que c'est elle, mes neurones vont produire une

« pensée » très agréable. Celle-ci va à son tour communiquer, directement par voie nerveuse ou indirectement par les sécrétions de certaines de mes cellules glandulaires, avec différentes cellules de mon corps. Mon cœur, alerté, va alors battre plus vite sous l'effet de l'excitation engendrée par la rencontre. Mes cellules cutanées vont transpirer un peu plus. Les cellules qui contrôlent l'afflux de sang dans les corps caverneux de mon pénis vont me préparer à une éventuelle érection. Et ainsi de suite…

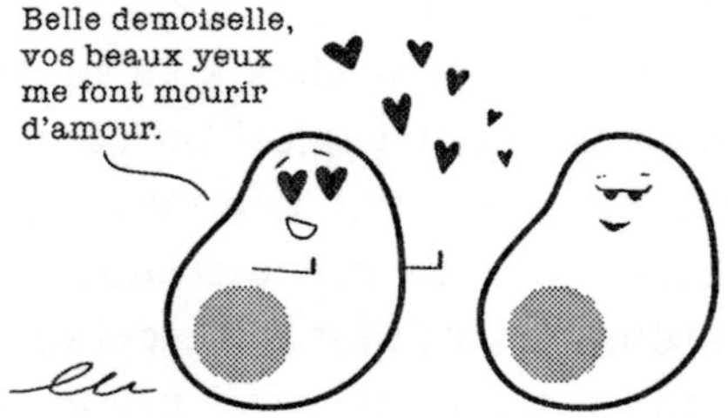

L'état de bonheur dans lequel je me trouve est le résultat de la réaction de millions de cellules, responsables chacune de telle ou telle fonction, qui, sous le charme engendré par la rencontre de l'être aimé et désiré, vont induire cette pensée heureuse, cet état émotionnel correspondant au bonheur. Un bonheur cellulaire ! Ce qui, vu de loin, semble être une pensée, une émotion, un sentiment amoureux, qu'on le veuille ou non, est le fruit d'un état émotionnel de centaines de millions de cellules qui, à partir d'informations sensorielles objectives, finissent, toutes ensemble, par nouer un formidable dialogue entre elles, par me faire penser que je suis heureux parce que je suis avec la femme que j'aime. Et, très logiquement, il en va de même en cas de pensées malheureuses. Ce sont les mêmes mécanismes qui entrent en jeu si des événements me font ressentir cette fois de la colère, de la tristesse, de la frustration, de la haine, etc.

Ce que je veux dire, c'est que mon état d'esprit, le sentiment de bonheur ou de malheur ressenti, est la somme de milliards de fragments de bonheur ou de malheur correspondant à l'état de chacune de mes milliards de cellules. Si je suis malheureux, c'est que mes cellules sont malheureuses. Et, à l'inverse, si elles sont biochimiquement, biologiquement dans un état que l'on pourrait apparenter au bonheur, je vais me sentir heureux. Si j'accepte que ce que je ressens ou pense est le résultat de ce que ressentent ou pensent mes milliards de cellules, alors il me faut admettre que cette spiritualité que je croyais si personnelle, si intime, n'est que la conséquence de réactions biochimiques. Et si mon esprit me donne l'impression d'être moi, c'est simplement parce que ces réactions biochimiques mettent en jeu toutes mes cellules, au point que mes cellules se confondent avec moi.

Cette communication à l'intérieur de chaque cellule, ou entre les cellules, est la conjonction de deux types d'élément. Un élément génétique qui est la capacité d'une cellule à fabriquer un message, un transmetteur ou un récepteur qui vont dépendre de l'existence, sur son ADN, du ou des gènes correspondants. Si le gène de tel récepteur est présent sur mon filament d'ADN, sur l'un de mes chromosomes, ma cellule disposera de la recette pour le fabriquer, et, le cas échéant, sera capable de s'en servir. À côté de ce volet génétique, que l'on peut apparenter à ce que l'on appelle l'*inné*, un autre type de mécanisme intervient, de nature épigénétique. En effet, le fait que tel gène soit présent ne signifie pas nécessairement qu'une cellule fabriquera systématiquement la protéine (le messager ou le récepteur), correspondant au gène en question. Tout va dépendre de l'état de stimulation, d'activation ou, au contraire, d'inhibition dans lequel se trouveront ce ou ces gènes. Cela sera conditionné par l'influence de l'environnement de mon génome : mon alimentation, mon éducation, mon état hormonal, etc. On peut relier cela à ce que l'on appelle l'*acquis* et qui correspond à l'épigénétique.

On voit donc que la nature de mes émotions, de mes états d'esprit successifs, a une part génétique, et par conséquent héréditaire, mais dépend aussi de mon vécu. En partie, c'est donc le déterminisme qui explique la présence de traits familiaux de dépression, de mélancolie, etc. En même temps, cela n'a rien d'une fatalité ! La vie peut modifier le fonctionnement de mes cellules et donc tout ce qui touche à mon esprit. Alors, me direz-vous, quel rapport entre mon stress mal géré, ou ma tristesse prolongée, et mon risque de cancer ? Quand je pointe un stress mal géré, je pense que ce sont nos propres cellules qui sont « dépressives ». Quand nous sommes tristes, ce sont nos cellules qui le sont.

• La conscience des cellules

On peut très bien imaginer que des cellules à bout, du fait de leur souffrance, se suicident. C'est ce que, en langage biologique, on appelle l'*apoptose*, la mise en œuvre du fameux gène P53, le gardien du génome qui va engendrer la mort de la cellule. Cette activation se produit, comme on l'a vu, à la suite de l'accumulation de mutations non réparées sur l'ADN d'une cellule. Imaginons qu'à force de provoquer cette altération de mon ADN dans le seul but d'induire un suicide cellulaire – ce qui peut se passer des millions de fois sur mes milliards de cellules –, une fois, ne serait-ce qu'une toute petite fois, ce phénomène d'altération se produise mais que, malheureusement, le gardien P53 ne soit pas capable de s'activer. Alors, notre cellule ne mourra pas et se mettra à proliférer, générant une tumeur cancéreuse.

Vous avez désormais compris ! Si notre souffrance, notre stress déclenchent un cancer, c'est parce que la souffrance est en fait celle de nos cellules, que notre stress est le stress de nos cellules, et que nos cellules, en essayant de se suicider, finissent par engendrer un cancer.

On peut alors se demander si ce suicide raté est volontaire ou involontaire. Si l'on admet que le cancer résulte bien d'une capacité de la cellule à ressentir biochimiquement un état de souffrance, et que cela entraîne une accélération et une accentuation de l'altération de son génome et une double incapacité à y faire face, c'est-à-dire à réparer ces mutations si dangereuses d'une part et, d'autre part, à engendrer son suicide par activation de son gène P53, alors il nous faut logiquement nous interroger : tout cela est-il le fruit ou non du hasard ?

Or, quand on imagine le nombre incalculable de fois où cette situation se produit à chaque instant de notre vie, et ce, tous les jours, on doit bien admettre que la probabilité que cela se passe mal une fois est vraiment infime, mais qu'elle n'en existe pas moins. Effectivement, si la conjonction de cette potentialité que nos cellules ne parviennent doublement pas à faire face à leur altération est très improbable, en raison de tous les mécanismes de contrôle et de réparation que nous avons passés en revue et qui sont les garants de notre survie, il n'en reste pas moins que, compte tenu du nombre de cellules, du nombre de mutations possibles, du nombre de jours dans notre vie, l'éventualité que cela se produise à un moment dans le corps d'un individu n'est pas nulle. Car voilà, il suffit d'une fois…

Si l'on considère que ce suicide est involontaire, cela signifie que tout cela n'est que la conséquence, certes malheureuse, de processus programmés, qui associent une notion de souffrance cellulaire à la notion de suicide cellulaire, le cancer n'étant, à l'arrivée, qu'un événement involontaire, un complice ! Et si le suicide était volontaire ? La cellule souffre, veut mourir pour mettre fin à cette souffrance, provoque des mutations sur son ADN qu'elle ne répare pas, P53 s'en aperçoit et autorise le suicide de la cellule dans un acte qui pour elle est un soulagement. En tout cas, c'est comme cela que les choses devraient se passer.

Sans rien affirmer, mais seulement par projection, si l'on considère au contraire qu'à la fois les mutations, l'extinction du gardien du génome et le cancer qui en résulte étaient volontaires, alors cela signifierait qu'il existe une forme de « conscience » cellulaire. À l'instar de ce qui se passe avec les parasites pathogènes qui finissent par entraîner la mort de celui qui les héberge, le cancer serait provoqué dans le but d'entraîner la mort de celui qui le porte, comme une ultime et définitive façon de mettre fin à la souffrance que celui-ci ressent, c'est-à-dire, une fois encore, à la souffrance que ses propres cellules ressentent. Car enfin, si l'on accepte l'idée que nos cellules « pensent », alors pourquoi ne pas accepter aussi l'idée que ces mêmes cellules puissent avoir une forme de pensée qui s'apparente à une conscience ? Notre conscience est-elle autre chose qu'un processus biologique lié à notre éducation, à notre savoir, à notre intuition, toutes choses agissant par l'épigénétique sur le fonctionnement de notre génome et donc dépendant absolument de ce qui passe à l'échelon cellulaire ?

En d'autres termes, ma conscience ne serait-elle pas, comme ma pensée, la somme exprimée par moi de la conscience de milliards de mes cellules, mises dans un état biochimique particulier par les interférences qu'elles subissent du fait du dialogue qui s'opère entre elles ? Si on accepte cette théorie pour la pensée, pour les émotions, on doit aussi l'accepter pour cette forme singulière de pensée qu'est la conscience. Ce point est d'une importance toute particulière, au-delà même de ce que cela implique pour comprendre l'altération de l'ADN des cellules qui souffrent. Cette hypothèse laisse entrevoir la possibilité de travailler sur les phénomènes épigénétiques, voire de les rendre réversibles ! Cela justifierait l'action souvent bénéfique des techniques de méditation, d'éveil de la pensée, de la recherche du bonheur, de la psychothérapie et de bien d'autres pratiques.

Certains ne manqueront pas de dire que j'ai poussé à l'extrême le parallèle entre nous et nos cellules. Avec une profonde honnêteté et humilité, je suis bien forcé d'admettre que je pense que nous ne sommes rien d'autre que le formidable résultat d'un réseau incroyablement complexe formé par ces millions de milliards de cellules qui nous composent. Si je fais quelque chose, avec mes mains, avec mon corps, je ne le fais que parce que chacune des cellules de mes membres, chacune des cellules de mon cerveau et de mes nerfs me permet de le faire. Alors chacune de mes émotions est aussi le résultat du dialogue qui s'opère dans ce réseau neuronal si performant qui constitue mon propre cerveau et qui va influencer toutes mes autres fonctions vitales.

Il me faut aussi admettre que la souffrance que je ressens, à un instant donné, est en réalité l'expression de la souffrance de mes cellules, et qu'elles m'informent de leur détresse. Si la capacité que j'ai à supporter cette souffrance, le seuil à partir duquel ce stress devient trop important sont bien directement liés aux gènes reçus de mes parents, l'idée que je ne puisse plus y faire face, préférant encore une fois, à l'échelon cellulaire, un suicide plutôt que la pensée que je n'irai jamais mieux, est clairement en rapport avec la façon dont la vie a modifié ces mêmes gènes via l'épigénétique.

Je suis intimement convaincu qu'il existe un lien entre émotions cellulaires – et donc nos émotions propres – et le cancer. Ce lien s'explique par l'intelligence cellulaire. Alors, si mes cellules souffrent, il est logique qu'elles fassent advenir en moi une manière de ne plus subir cette souffrance. La bonne nouvelle, c'est que nous ne sommes pas impuissants face au criminel. Oui, nous pouvons le vaincre et nous mettre hors de danger. Oui, on peut apprivoiser, combattre le stress. Nous allons le découvrir ensemble !

CHAPITRE VI

HORS DE DANGER

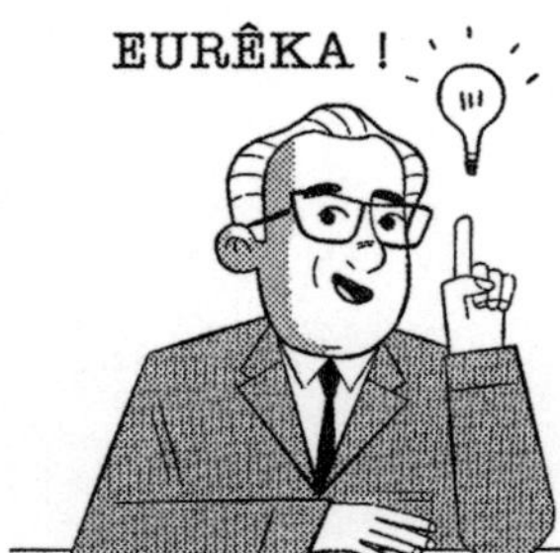

Hors de danger !

Après avoir décrit le mécanisme reliant le stress et nos émotions négatives à l'apparition de certains cancers, je ne pouvais pas vous laisser sans moyen de les combattre et d'apprivoiser vos émotions afin de limiter leur impact sur votre santé. Alors, avec ma complice de toujours, Nathalie (nutritionniste), aux conseils si avisés en matière d'alimentation, et avec Nébia, journaliste santé, j'ai sélectionné les méthodes efficaces d'ici et d'ailleurs.

À vous de choisir celles qui vous conviendront le mieux pour vous aider à gérer ce stress qui nous ronge tous, qui peut être responsable de nombreux dégâts dans nos vies. Bien sûr, aucune méthode n'est miraculeuse, mais certaines d'entre elles vous permettront d'apprendre à canaliser les effets du stress et des émotions négatives ainsi que leurs conséquences néfastes sur votre santé.

Sommeil perturbé, mauvaise humeur, troubles digestifs… Personne n'échappe vraiment au stress. Le stress touche tous les groupes sociaux et toutes les classes d'âge, sans distinction. Le contexte personnel, psychosocial, professionnel et de santé des individus peut accentuer ou non ses effets. Le stress peut se révéler de nature physique, psychologique, émotionnelle, sociale, il peut être engendré par un événement heureux (mariage, naissance, réussite d'un projet…) ou malheureux (séparation, perte d'un être cher, d'un emploi…). Et chacun d'entre nous réagit selon son caractère. Le stimulus peut être mineur ou très important, passager ou chronique.

Nous ne sommes pas égaux face au stress : la manière dont nous réagissons aux épreuves de la vie (petites ou grandes) varie selon nos profils émotionnels, même dans des situations plus ou moins similaires. Alors, comment en limiter les effets ? Pour cela, il faut commencer par dresser sa carte d'identité.

• Identification du stress

Ses formes

Comme on l'a vu, le stress, par définition, constitue « l'ensemble des réponses mentales, émotionnelles et physiques de l'organisme soumis à des contraintes ou à des pressions. Ces réponses dépendent toujours de la perception qu'a l'individu des pressions qu'il ressent. » Il existe deux sortes de stress, qui provoquent différents effets sur le cerveau et le corps : le stress aigu et le stress chronique.

Le stress aigu

Il fait partie de la vie quotidienne et nous aide à affronter les situations sur lesquelles nous avons peu de contrôle. Il survient à un moment précis et reste ponctuel. Prendre la parole en public correspond par exemple à un stress aigu. Il n'est pas forcément néfaste, puisqu'il stimule la sécrétion d'hormones spécifiques du stress qui nous aident à appréhender l'événement.

Le stress chronique

Il résulte de l'exposition prolongée et répétée à des situations qui engendrent la sécrétion des hormones du stress. Parce qu'il mobilise beaucoup d'énergie et, à la longue, affaiblit l'organisme (le corps et l'esprit), le stress chronique – comme dans le cas d'un deuil, par exemple – est néfaste pour la santé. En situation de stress, il est primordial de reprendre le contrôle de son environnement mental, de libérer son esprit. Avec pour finalité, se sentir mieux avec soi-même et avec les autres et, ainsi, être plus performant dans son rôle et ses missions, et, en fait, être bien dans sa vie. Cela passe par l'instauration et le respect de frontières entre nos différents environnements – personnel, familial, professionnel, de sommeil.

Ses phases

Le stress se déploie en plusieurs phases. Certaines sont bonnes pour l'organisme, d'autres, délétères. Tout commence par un stimulus stressant. Instantanément, le cœur s'emballe, l'estomac se noue et les muscles fléchissent. Nous avons tous un jour ou l'autre connu ces désagréables manifestations ! Lors de cette première étape, appelée *phase d'alerte*, un maximum d'énergie est mis à la disposition de l'organisme pour qu'il puisse réagir vite et bien à la situation. Une décharge d'adrénaline (hormone sécrétée par les glandes surrénales, situées au-dessus des reins), commandée par le cerveau, entraîne une accélération du rythme cardiaque et facilite la libération de sucre par le foie. Les muscles disposent alors de toutes les ressources nécessaires (oxygène et sucre) pour se mettre rapidement en action. Parallèlement, la mémoire, la réflexion et la vision sont améliorées.

Pour s'adapter à la situation à laquelle il vient d'être confronté et pour rétablir un certain équilibre, l'organisme entre dans une deuxième phase, dite *phase de résistance*, qui demande beaucoup d'efforts et d'énergie. Une réaction hormonale se produit alors, avec la libération du cortisol, qui stimule la diffusion de glucose dans le sang, ou de l'endorphine, aux vertus apaisantes. À ce stade, le stress a, d'un point de vue biologique, une action bénéfique sur l'organisme. Pourtant, s'il se prolonge davantage, le stress fait entrer l'individu dans une *phase ultime*, l'épuisement : toutes les réserves énergétiques sont consommées, les mécanismes de défense susceptibles de continuer à gérer la situation sont dépassés, les défenses immunitaires s'amoindrissent. Bref, l'organisme s'épuise, ce qui entraîne une déprime, voire un état dépressif. Voilà donc comment se produit un épisode de stress.

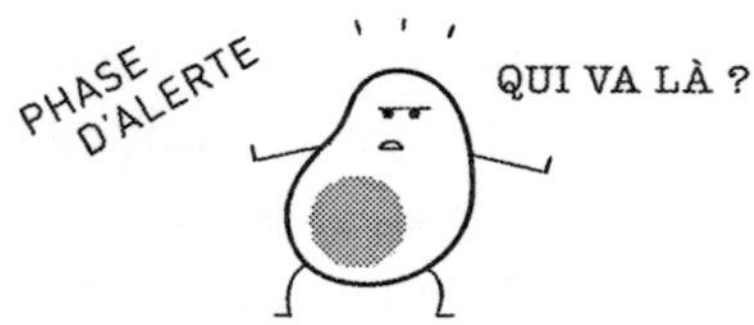
PHASE D'ALERTE
QUI VA LÀ ?

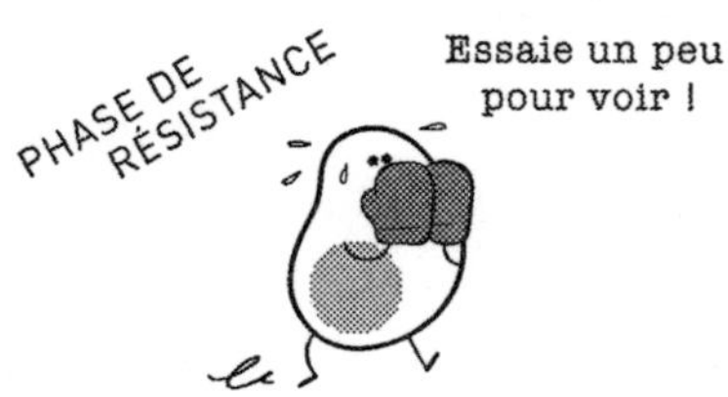
PHASE DE RÉSISTANCE
Essaie un peu pour voir !

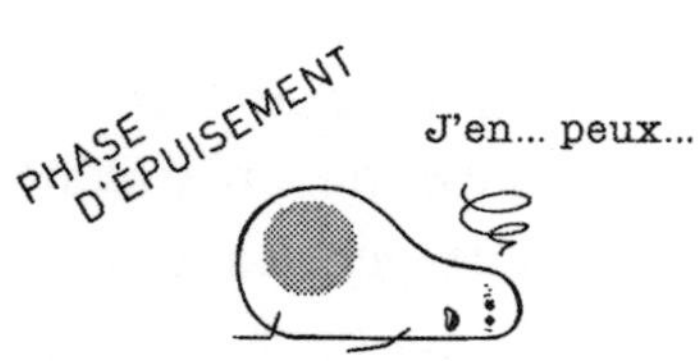
PHASE D'ÉPUISEMENT
J'en... peux...

Avançons. Apprendre à gérer son stress, c'est d'abord et avant tout chercher à en comprendre les causes. Celles-ci sont multiples.

Ses causes

Le stress biologique

Un manque d'exercice physique peut être la source du stress : il n'est plus à prouver qu'une activité physique régulière, comme la marche rapide, le vélo ou la course à pied, permet de réduire le stress et la fatigue. Une alimentation peu équilibrée, des carences en vitamines, une consommation excessive d'excitants (café, alcool, thé...), les effets secondaires ou les actions allergiques de certains aliments, des changements biologiques (puberté, ménopause, andropause, vieillesse, grossesse) constituent d'autres facteurs biologiques de stress.

Ses sources

Le stress peut être dû à un changement de situation sociale ou de notre quotidien (perte d'un proche, changement d'emploi, grossesse...) ; le sentiment que s'exerce sur nous une pression pour que l'on se conforme aux règles au sein d'un groupe ou au travail, en particulier lorsque le comportement exigé n'est pas en phase avec nos habitudes ou nos valeurs. La pression peut aussi se manifester au travail, par des objectifs difficiles à atteindre, une période de chômage. Elle peut se traduire également par un manque d'activités sociales ou de loisirs... Des causes psychodynamiques entrent aussi en jeu. Elles correspondent aux pensées et sentiments qui ont évolué dans l'inconscient depuis l'enfance : le fait de devoir affronter des situations qui rappellent des événements stressants déjà vécus, un manque profond de confiance en soi.

Et bien sûr, tous ces facteurs, en plus d'être à l'arrière-plan de notre personne, sont accentués par des éléments de stress quotidiens : une sursollicitation ; des stress environnementaux comme le bruit ou le fait d'évoluer dans un espace restreint ; des frustrations personnelles ; la peur d'être humilié ou sous-estimé ; des changements dans le régime alimentaire, le rythme du sommeil, les relations avec les autres... Autant de facteurs qui font que le stress ne nous laisse jamais complètement tranquilles.

• Règles d'or pour prévenir le stress

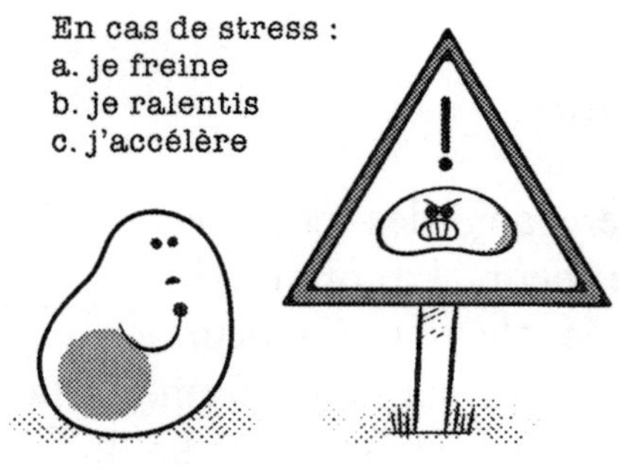

Les manifestations du stress sont multiples (physiques, mentales, comportementales) : troubles du sommeil et digestifs, tensions musculaires, épuisement professionnel (ce que l'on appelle le *burn-out*), insomnie, troubles sexuels, maux de tête, vertiges… Le stress se traduit aussi par des symptômes psychiques, comme une faible estime de soi, de l'anxiété, de l'irritabilité, ou encore de l'agitation, etc. Il peut également entraîner des changements de comportement : une tendance à l'isolement, à l'absentéisme au travail, des difficultés relationnelles, une augmentation de la consommation d'alcool ou de drogues, un changement de l'alimentation (perte d'appétit ou, au contraire, régime alimentaire trop riche). Dans certaines situations, nous sommes totalement noyés par nos émotions : notre cœur se met à battre plus vite, nos joues rougissent, nos jambes tremblent, nos mains deviennent moites… Mais toutes ces émotions peuvent être apprivoisées. Et si vous arrivez à les maîtriser, vous pourrez en tirer parti, même si elles sont négatives, je vous le garantis ! Après tout, n'a-t-on pas vu que même le stress avait un effet bénéfique sur l'organisme ?

Chasser la peur

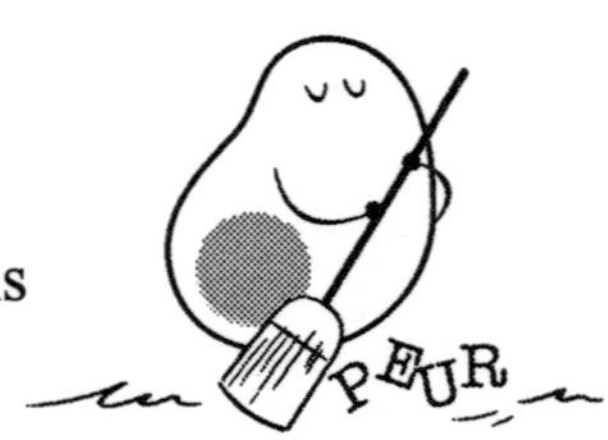

Au premier rang des émotions négatives, la peur. La première règle est de la chasser. La peur peut prendre toutes sortes de formes : peur de la foule, du vide, de l'enfermement, de la solitude, de l'obscurité, de l'avion, de la maladie… Dans tous les cas, elle repose sur votre épaule comme un oiseau de proie. Elle vous paralyse, vous fait paniquer. Votre cœur bat à mille à l'heure, vous transpirez… Cette lutte pompe votre énergie. Elle est source de stress. Comment y remédier ?

Il faut prendre conscience de ce sentiment de peur. Prendre conscience, c'est ne pas se dérober et accepter de regarder sa peur en face. Droit dans les yeux ! Bien souvent, la peur résulte du fait que l'on utilise davantage son esprit que son corps. Puis, pour la mettre à distance, ayez recours à des pensées positives et ne négligez pas l'action (engagez-vous dans une activité physique, allez vous promener, bref, mettez-vous en mouvement !). Soyez à l'écoute de vous-mêmes ! Essayez la méditation, travaillez votre respiration. Trouvez un équilibre harmonieux entre votre corps et votre esprit, pour reprendre votre souffle au sens propre et au sens figuré !

Exprimer ses sentiments

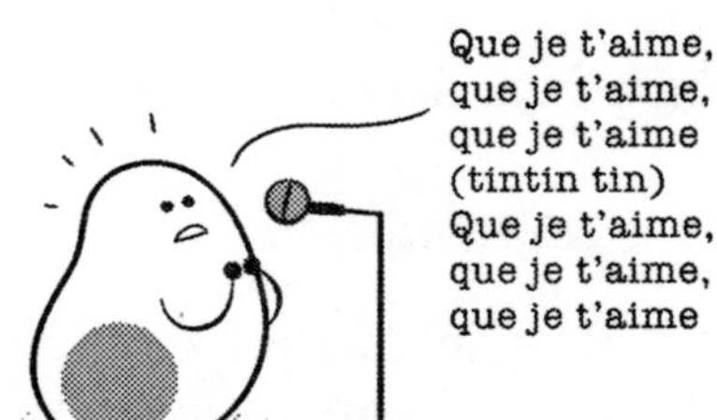

Libérez vos émotions, apprenez à exprimer vos sentiments. Pour reconnaître les signes avant-coureurs d'un épisode de stress, prenez le temps de vous écouter chaque fois que survient une tornade émotionnelle. De la sorte, vous apprendrez à repérer comment elle se déclenche, mais aussi quelles en sont les premières manifestations. À la prochaine vague d'émotions, vous serez donc alertés par divers signes, et donc prêts à l'accueillir. Rien ne sert de fuir ses émotions ou de lutter contre elles. Apprenez au contraire à les écouter, car elles sont indispensables à la vie. Les laisser s'exprimer peut nous aider à nous sentir tout de suite beaucoup mieux. Pourquoi ? Parce que cela revient à accepter nos faiblesses et à nous accorder une tolérance.

Adopter une bonne hygiène de vie

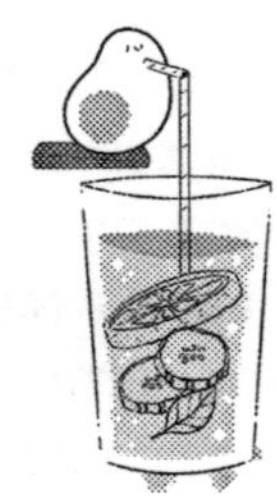

L'importance d'adopter une hygiène de vie n'est pas un secret. Nous en sommes tous conscients. Pratiquer une activité physique mais surtout régulière, réduire les excitants, éviter le tabac et l'alcool, dormir suffisamment et à heure fixe, boire 1,5 litre d'eau par jour, avoir une hygiène corporelle, une vie sociale, etc., tout cela concourt à améliorer notre bien-être. Toutefois, trois piliers essentiels changent tout !

L'alimentation

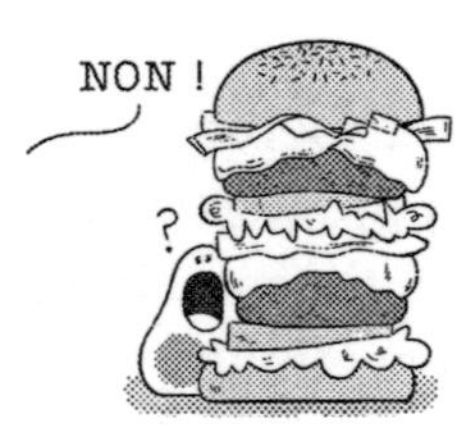

Une alimentation équilibrée et variée fait la différence. Nous l'oublions trop souvent, mais c'est notre capital énergie. Un organisme carencé favorise un état de fatigue ainsi que la survenue de stress et d'autres pathologies. Alors n'hésitez pas à varier au maximum vos repas ! Un conseil pour vous aider à diversifier votre alimentation : créez-vous des menus à la semaine ! Cela vous permettra en plus de gagner du temps dans l'organisation, l'achat et la conception des repas.

Prenez votre temps pour manger : c'est pour vous l'occasion de marquer une pause dans votre journée de travail ou de partager du temps avec vos amis ou votre famille autour d'un repas, ou bien encore, pourquoi pas, de vous retrouver vous-mêmes. Il est important de bien mâcher chaque aliment pour faciliter le processus de satiété. C'est ainsi que votre cerveau est informé que le corps a reçu ce dont il avait besoin. Il sera votre meilleur allié ! À l'inverse, engloutir ses aliments trop rapidement favorise des pulsions alimentaires et très souvent des surcharges pondérales.

L'hydratation est aussi fondamentale. L'eau reste la seule boisson indispensable à notre corps. Vous pouvez varier les boissons : eau plate, gazeuse, eau citronnée, infusion, thé, café… en limitant toutefois les boissons contenant de la caféine (café et thé) à deux à quatre tasses par jour ! En revanche, méfiez-vous de l'alcool ! Même si, quand vous en consommez, vous ressentez une impression de détente, d'euphorie au premier abord, vous vous exposez, sur le long terme, à des troubles du sommeil, de la concentration et de la mémoire, à des difficultés relationnelles, voire à de l'anxiété et à une dépression. Autant de facteurs qui ne font qu'accroître le mal-être. On oublie souvent que deux verres à chaque repas représentent deux bouteilles par semaine. Soit une caisse d'alcool par mois ! Pas (trop) d'alcool donc, mais faites le plein de vitalité avec le magnésium ! C'est un minéral essentiel pour l'organisme. Le corps n'en fabriquant pas, il est important de compenser ce manque en consommant des aliments qui en sont riches. Une carence en magnésium peut provoquer du stress, de l'anxiété, des courbatures ou encore des crises de spasmophilie, des migraines, la casse des cheveux, etc. Privilégiez les céréales complètes (pour les pâtes et le pain...), les oléagineux (noix, amandes...), les légumineuses (lentilles, pois...), les légumes verts, les sardines à l'huile, les bananes, du chocolat noir...

L'activité physique

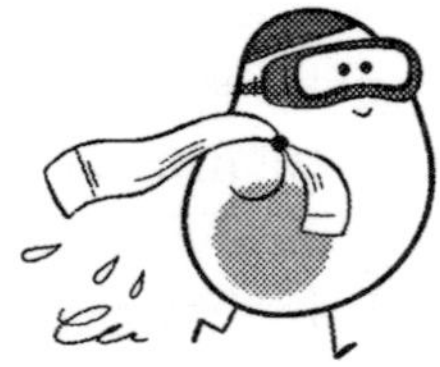

Pratiquer une activité physique quotidiennement influe positivement sur la santé à la fois physique et mentale. L'important est la régularité ! Même dix petites minutes par jour. Les études médicales démontrent les effets positifs de l'activité sur l'anxiété ainsi que sur la manière de réagir au stress. Les individus qui présentent une meilleure condition physique ont certes les mêmes réponses initiales au stress que ceux qui sont plus faibles physiquement, mais ils récupèrent plus facilement. Il apparaît même que l'exercice physique provoque une diminution de la peur associée à l'anxiété et au stress.

Si l'activité physique est clairement corrélée désormais à une réduction des symptômes dépressifs et du stress, c'est que l'exercice entraîne, d'une part, une augmentation des endorphines, qui régulent les émotions et diminuent la perception de la douleur, et, d'autre part, une sécrétion plus importante de substances comme la norépinéphrine.

D'autres mécanismes expliqueraient également ce lien entre activité physique et réaction au stress, tels que l'augmentation de la température corporelle, l'amélioration de l'estime de soi qui découle de la constance et de la ténacité que demande une activité physique régulière, et aussi l'amélioration de l'image corporelle consécutive à la pratique du sport. Et pour les moins sportifs d'entre vous, pas de panique ! L'activité physique ne se réduit pas uniquement au sport, elle inclut l'activité modérée que vous pouvez pratiquer tous les jours : marche, promenade à vélo, jardinage, monter des escaliers, etc. Ce qui importe est la régularité.

Le sommeil

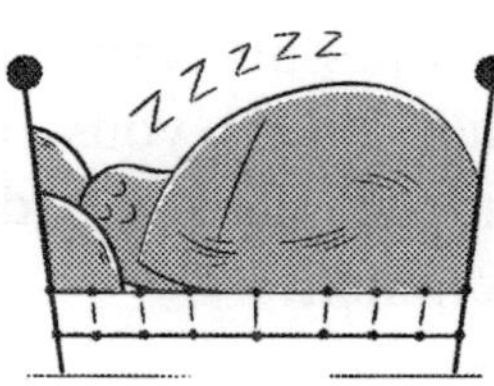

Enfin, le dernier pilier antistress : le sommeil ! Nous passons environ le tiers de notre vie à dormir. Le sommeil est indispensable à la restauration des forces physiques et mentales. Le rythme cyclique des états de veille et de sommeil est réglé par des horloges internes qui sont influencées par les variations entre jour et nuit, par nos contraintes professionnelles, nos activités sociales, voire par certains troubles pathologiques ou même psychologiques. Si ce rythme est perturbé de manière importante, prolongée et répétée, il peut entraîner des troubles de l'humeur, de la concentration, un manque d'énergie et un affaiblissement de notre organisme. Toutes ces conséquences influent sur notre capacité à appréhender le stress, à savoir réagir face à celui-ci. La qualité du sommeil apparaît donc comme un élément majeur pour notre bien-être et notre capital santé. S'accorder des pauses actives (ou des micro siestes) en journée, respecter son rythme biologique, éviter les excitants, être réceptif aux signes du sommeil, s'endormir dans un environnement propice, pratiquer une activité physique et contrôler son alimentation sont autant de manières de favoriser un bon sommeil. Sans oublier la qualité de notre lit et de nos oreillers.

Voilà donc les réflexes de base à adopter pour limiter les effets néfastes du stress et améliorer votre bien-être. Il existe aussi un arsenal de techniques pour travailler encore plus activement sur votre stress, autant de moyens que je vais vous présenter maintenant. N'hésitez pas à piocher dans ces idées selon votre humeur et votre tempérament !

• Les cultures thérapeutiques antistress

Grèce antique : la théorie des humeurs

Dans la Grèce antique, Hippocrate est le premier à rejeter les théories surnaturelles ou divines pour expliquer les états de l'être humain et à se pencher sur des causes environnementales. Comme nous l'avons vu plus haut, la théorie des humeurs développée dans le Corpus hippocratique met au point une médecine visant à maintenir ou à rétablir l'équilibre des humeurs, signe de bonne santé physique et psychique.

La médecine chinoise

La médecine chinoise a toujours cherché à comprendre l'être humain, qu'il soit en bonne ou en mauvaise santé. Elle se fonde sur la règle ancestrale du yin et du yang : le corps et l'esprit ne font qu'un et sont unis avec la nature. Le yin, c'est le froid, l'ombre, le féminin ; le yang, la chaleur, la lumière, le masculin. Ces deux principes sont opposés mais complémentaires. Et l'équilibre harmonieux entre les deux conditionne l'état de santé et la libre circulation de l'énergie (*qi*, prononcé « tchi ») aux niveaux physique, émotionnel et mental. Une énergie qui circule dans le corps via les méridiens. Lorsque cette circulation interne est perturbée, les organes sont atteints, et cela se traduit par des insomnies, de l'agitation, du stress, etc. Prévenir toute maladie ou son aggravation est alors fondamental. Si l'équilibre est rompu, l'énergie bloquée en une partie du corps s'accumule en amont du blocage, tandis que les régions en aval vont se trouver en situation de déficit énergétique. Il faut rétablir cet équilibre, grâce à des techniques comme la méditation, le qi gong, l'acupuncture, la diététique, ou encore le recours à la pharmacopée.

L'acupuncture

Restons en Chine, avec l'acupuncture. L'acupuncture est une branche de la médecine traditionnelle chinoise qui favorise la libération des énergies pour maintenir la santé physique et psychique de l'individu. Elle ne traite pas seulement les symptômes des dysfonctionnements, mais aussi leur cause, par une stimulation de zones précises de l'épiderme, les « points d'acupuncture ». Cette action provoque un certain nombre d'effets physiologiques bénéfiques : une diminution du rythme cardiaque, une baisse de la pression artérielle, une réduction du stress, une augmentation du niveau d'énergie. Il existe une cartographie détaillée des points d'acupuncture, des méridiens et de leurs rôles respectifs. Tournez-vous vers un professionnel pour explorer les bienfaits de l'acupuncture et ressentir une profonde sensation de bien-être.

Le shinrin yoku

Originaire du pays du Soleil-Levant, le *shinrin yoku* est une thérapie qui consiste à courir ou marcher dans la forêt en laissant chez soi tout appareil électronique. Selon des chercheurs japonais, ses adeptes sont moins sujets à la dépression, à l'anxiété et à la fatigue. D'une part parce que cette thérapie permet d'aiguiser ses cinq sens, notamment l'ouïe et l'odorat, ce qui réduit le stress ; d'autre part parce qu'elle offre une occasion de se détacher du quotidien, ce qui donne la possibilité à l'esprit de s'apaiser et de faire le vide ; enfin, parce que se reconnecter avec la nature et les arbres procure de l'énergie.

Le hygge *scandinave*

Plus qu'une tendance, le *hygge* (prononcez « hugueu ») est une philosophie du bonheur née au Danemark. Ce véritable art de vivre empreint de douceur, de chaleur et de bonheur, qui consiste à privilégier le confort, à prendre son temps et soin de soi, à cocooner à la maison, à se retrouver entre amis au coin du feu, à allumer des bougies pour éliminer le stress… En bref, des petits plaisirs simples que l'on apprend à redécouvrir. Le *hygge* est un état d'esprit positif généré par un moment réconfortant, agréable et convivial. Côté déco, il est synonyme d'un intérieur douillet et cosy : bougies, couvertures et plaids en laine, coussins par dizaines, jolie vaisselle, bouquets de fleurs naturelles, cheminée qui crépite…

Testez et adoptez vous aussi ce mode de vie scandinave qui s'exporte mieux que jamais grâce aux nombreux ouvrages publiés sur le sujet. Ou alors, pourquoi ne pas aller sur le réseau social Pinterest pour y trouver de l'inspiration ?

L'ayurvéda : une philosophie de vie en Inde

L'ayurvéda puise sa source dans des traditions orales et écrites de l'Inde datant de plus de cinq mille ans. En sanskrit, *ayur* signifie « force vitale », et *veda*, « connaissance ». Reconnue par l'Organisation mondiale de la santé, cette médecine traditionnelle consiste en une discipline de vie préventive dont les principes sont ceux de la médecine naturelle (en harmonie avec les saisons) et dont la pratique reste vivace en Asie du Sud. Elle se fonde sur l'harmonie du corps et de l'esprit et prend en compte l'individu dans ses dimensions physique, émotionnelle et psychique. Elle reconnaît les effets néfastes du stress sur l'organisme et la santé.

L'ayurvéda regroupe des techniques de massage aux huiles chaudes, de respiration et de méditation (yoga), mais aussi des conseils d'hygiène de vie et alimentaires. Une cuisine préparée selon les principes de l'ayurvéda respecte l'équilibre des cinq éléments – terre, eau, feu, air, éther –, la science des six saveurs – sucré, acidulé, salé, piquant, amer et astringent – et l'harmonie des couleurs. La médecine ayurvédique a, quant à elle, recours aux plantes et aux pierres. Son objectif ? Libérer les tensions, rétablir un équilibre optimal dans chaque être en alliant physique, me… L'ayurvéda œuvre aussi au renforcement du co… sa souplesse.

• Les nouvelles découvertes antistress

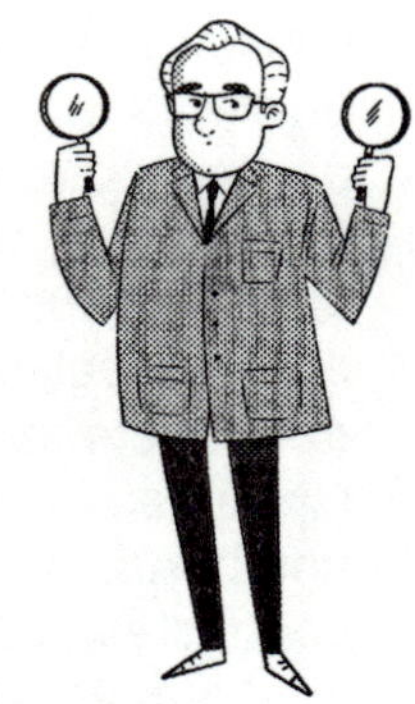

Des astuces pour libérer son esprit

Dans notre vie de tous les jours, nous devons penser à beaucoup de choses : le travail, la vie de famille, les tâches du quotidien, les loisirs, la vie sociale… Cela demande du temps ; or, on n'en a jamais suffisamment, et en plus il passe vite ! Planifiez votre temps, ne le laissez pas vous dominer. Examinez votre agenda afin d'évaluer le temps que vous perdez. Organisez votre journée en alternant les tâches qui requièrent de l'attention et de l'énergie et celles qui demandent moins de concentration. Accordez-vous des pauses, faites ce qui vous ressource. Apprenez à prioriser les événements et les tâches selon l'adage : « L'urgent est fait, l'impossible est en cours, pour les miracles, prévoir un délai. » Une bonne organisation du quotidien permet de mieux anticiper les aléas de la vie. En inscrivant noir sur blanc vos priorités, vous trouverez plus facile de gérer votre temps et de dire non à certaines sollicitations.

Gare au *multitasking* !

Ce terme anglophone prend sa source dans l'ingénierie informatique et désigne un type de système d'exploitation dit *multitâche*, capable de traiter en même temps plusieurs programmes informatiques. Il a ensuite été décliné pour s'appliquer à l'humain, désignant désormais le fait de pratiquer plusieurs activités en même temps et plus précisément d'utiliser plusieurs moyens de communication de manière simultanée. Ce phénomène de société récent tend à se banaliser avec le développement des outils de communication toujours plus nombreux, plus performants et de plus en plus interconnectés. Les comportements multitâches sont plus que jamais valorisés dans la sphère professionnelle. En réalité, notre organisme n'est pas fait pour ça. Le cerveau ne sait bien accomplir qu'une seule chose à la fois. Le *multitasking* est source de stress, de troubles de l'attention, réduit la qualité du travail effectué. C'est un mythe de l'efficacité. Il est à bannir. Une astuce pour y remédier ?

La méthode Pomodoro

C'est une technique de planification développée en Italie par Francesco Cirillo. Elle consiste, grâce à un minuteur, à observer des tranches de travail de vingt-cinq minutes, appelées *pomodori* (« tomates » en italien), entrecoupées de pauses de cinq minutes. Cette méthode aide à mieux se concentrer sur son travail ou sur une tâche particulière, selon l'idée que des pauses régulières favorisent l'agilité intellectuelle. Comment faire ? Vous

vous fixez une tâche, lancez le minuteur pour vingt-cinq minutes, pendant lesquelles vous vous consacrez à cette tâche. Quand le minuteur sonne, vous vous accordez une pause de cinq minutes, non sans avoir signalé votre tâche comme terminée. Et cela, quatre fois de suite. À l'issue de cette session, vous pouvez prendre une pause plus longue, d'un quart d'heure.

Faire une to-do list *(« liste de tâches »)*

C'est un procédé simple et efficace pour gérer les tâches impliquées par un projet, ou simplement celles du quotidien. Développez le réflexe de noter toutes vos idées, envies, œuvres inachevées qui vous trottent dans la tête. Cette liste vous permettra de consigner toutes les informations importantes à ne pas oublier, et, surtout, ce procédé rassurant libérera votre esprit ! Vous avez le choix du support : un cahier que vous garderez à portée de main, ou un outil digital… Voici quelques exemples de *to-do lists* numériques : Evernote, WorkFlowy, Trello. Fixez-vous des créneaux dans la journée ou dans la semaine pour traiter les missions qui y sont inscrites.

Tenir un Bullet Journal

C'est un designer new-yorkais, Ryder Carroll, qui l'a inventé. Il s'agit d'un système d'organisation et de gestion de tâches, simple et personnalisable à l'infini, qui passe par l'utilisation d'un matériel créatif. Le « Bujo », pour les intimes, permet d'améliorer sa productivité, d'éviter la procrastination, d'être plus organisé, tout en développant sa créativité puisque c'est un système 100 % DIY (*Do It Yourself*). Le Bujo est à la croisée de l'agenda, de la *to-do list*, du journal intime et du carnet de notes. On numérote les pages pour ne pas s'y perdre, et on note au fur et à mesure ce dont on a besoin, ce que l'on doit faire, ce qui nous fait rêver… On déniche sur les réseaux sociaux (Instagram ou Pinterest) de nombreux exemples de pages pour se lancer et s'inspirer. Sachez-le, les librairies vendent des carnets *Bullet Journal* aux pages préimprimées !

Mesurer le positif

Faites le bilan de tout ce qu'il y a de positif dans votre vie ! Notre esprit ayant tendance à se focaliser sur le négatif, à la fin de votre journée, notez les bonnes choses qui vous sont arrivées, les petits moments qui vous ont rendus heureux : un bain chaud, le sourire d'un passant, le SMS d'un proche, la vue d'une jolie fleur… Cela prend seulement quelques minutes. Mais surtout, ça fait réellement un bien fou à votre tête et à votre corps ! Cela permet de réaliser que notre vie compte plus de bonheurs que ce que l'on croit, et l'on éduque son cerveau à repérer et à mesurer le positif.

• Les technologies antistress

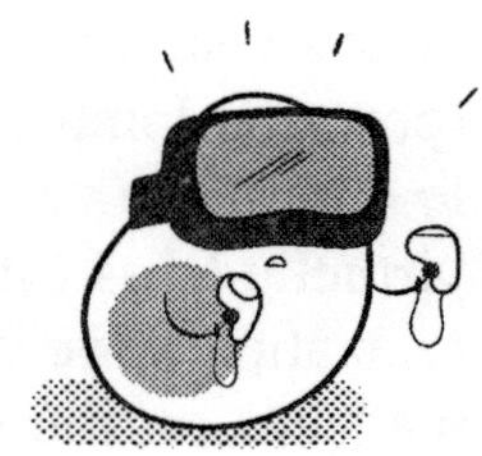

Les nouvelles technologies ouvrent aujourd'hui de nouveaux horizons reconnus par la médecine !

Par exemple, celle de la réalité virtuelle. Développé et utilisé en milieu médical, tirant pleinement parti des bienfaits de la réalité virtuelle, Bliss peut permettre de réduire stress et anxiété. C'est une application 3D interactive, un nouvel outil de relaxation et de bien-être qui détend les utilisateurs et détourne leur attention lors de moments de stress ou anxiogènes. Développée pendant près de sept ans, pour et avec les patients, en collaboration avec des médecins (le docteur Le Dû, le docteur Bourgeois, le docteur Lafond), des chercheurs (le professeur Stéphane Bouchard, cyberpsychologue québécois titulaire de la chaire de recherche du Canada en cyberpsychologie clinique) et des experts de la réalité virtuelle (Enozone), l'application a deux objectifs précis : l'antalgie (calmer la douleur) et l'anxiolyse (réduire l'anxiété). Prescrit aux patients par les professionnels de la santé et les établissements lors de gestes thérapeutiques ou chirurgicaux générant un inconfort (anxiété, douleur), le dispositif est simple d'utilisation – il implique un casque audio (au son binaural) et un casque de réalité virtuelle (téléphone intégré) –, rapide à mettre en place (moins d'une minute) et n'entraîne pas d'effets indésirables. L'angle de vision des images est variable et se règle sur l'écran pour s'adapter au patient, qu'il soit assis penché en avant (ponction lombaire), assis (ponction pleurale), allongé sur le dos, sur le ventre ou sur le côté. Le dispositif de réalité virtuelle Bliss est opérationnel et proposé comme outil de relaxation et de bien-être à tout établissement hospitalier, médecin ou thérapeute. Par son univers onirique et par les propriétés spécifiques de la réalité virtuelle, cet outil permet de s'évader ; il réduit alors le sentiment d'inconfort et la sensation de douleur du patient et permet en outre de l'apaiser, ce qui facilite les gestes du médecin, également plus détendu. Cette solution a déjà changé et amélioré l'expérience de nombreux patients et soignants lors de soins invasifs (on en est à plus d'une centaine de gestes effectués avec casque). En 2011, à la suite d'une de ces expériences, une proche de patient, Mélanie Péron, a fondé L'Effet papillon, une entreprise qui a pour vocation de créer un lien social entre des personnes atteintes de cancer en situation de fragilité ou d'isolement et celles et ceux qui les soutiennent au quotidien. Depuis, elle a accompagné plus de trois mille patients avec succès. Avec Bliss version bien-être, les utilisateurs ont accès à un outil de relaxation réconfortant.

• Les règles d'or anti e-stress

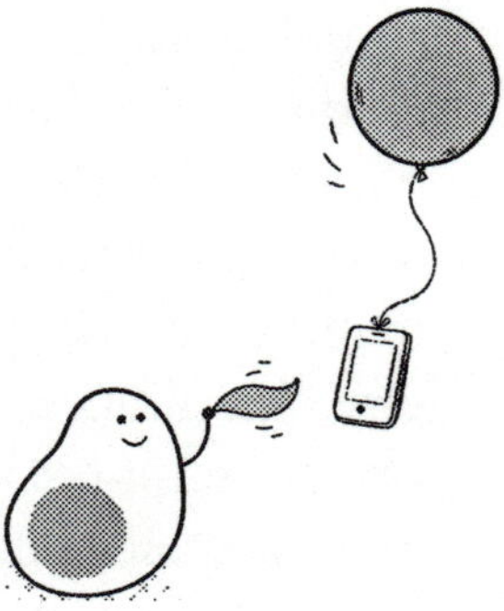

Gérer son temps digital

C'est vrai, la technologie n'est pas uniquement source de bienfaits. Pour éviter un stress permanent, commencez par maîtriser l'avalanche de mails, ce que l'on appelle l'*infobésité*. Derrière ce mot-valise, inventé en 1993 par David Shenk, se cache le fait de recevoir une trop grande quantité de données par rapport à ce que l'on est capable de traiter. Tout, tout de suite, toujours plus vite, le trop-plein d'informations est un polluant permanent dans l'entreprise, avec la dictature de l'urgence engendrée par la réception de courriels. « En vingt ans, le mail est devenu un outil de travail dominant. Il a créé un statut de joignable en permanence, avec une obligation de répondre. Depuis dix ans, il est devenu néfaste », indique Caroline Sauvajol-Rialland, auteure du livre *Infobésité, comprendre et maîtriser la déferlante d'informations.* Cette déferlante nourrit paradoxalement l'addiction à cette même information, ce qui engendre le syndrome de l'infobésité. Le mail représente 76 % des échanges entre collègues. C'est pourquoi il convient de mieux gérer sa messagerie en prenant le temps de bien communiquer plutôt que de succomber à l'immédiateté, au risque de se retrouver expéditeur ou destinataire d'un mail « flamme », plein d'agressivité, d'un mail « de couverture », qui permet de se défausser, d'un mail « de visibilité », qui a pour objet de dire « J'ai fait », d'un mail « ping-pong », qui implique plusieurs interlocuteurs. Autant de pratiques qui engendrent des risques émotionnels certains. Être inondé de ces informations numériques n'est pas sans danger pour le bien-être. En France, depuis 2007, les risques psychosociaux (stress, burn-out, troubles du sommeil…) sont devenus la première cause de consultation pour pathologie professionnelle ! Sans compter les dommages collatéraux de cette infobésité, le plus souvent physiques, comme les maux de dos, les troubles musculo-squelettiques, etc., engendrés par la posture devant son ou ses écrans.

Voici quelques préconisations pour mieux gérer cette surcharge informationnelle, cette infobésité :

- Respectez le bon usage du mail ! Il sert à prescrire une action, à transmettre une information ou un document. Ce n'est ni un outil de négociation ni un outil d'urgence. En cas de négociation ou d'urgence, privilégiez le face-à-face ou le téléphone.
- Modérez les envois de mails en dehors des heures de bureau et le week-end.
- Hiérarchisez vos mails grâce à la règle des « 4D » : *Delete* (« à supprimer »), *Do* (« à traiter »), *Defer* (« différer »), *Delegate* (« à déléguer »).
- Si le mail reçu n'est pas important et ne demande aucune action de votre part, classez-le ou supprimez-le.
- Désinscrivez-vous de toutes les newsletters et sollicitations commerciales non voulues.

- Délimitez trois ou quatre créneaux dans la journée pour traiter exclusivement vos mails, afin d'éviter le *multitasking*.

Lâcher son smartphone !

Nous utilisons nos smartphones de manière compulsive. Or, cette addiction n'est pas sans impact sur notre santé et notre bien-être quotidien. De façon plus globale, lâchez votre smartphone ! Passer des appels, envoyer des SMS, être notifié de toute information grâce à un signal sonore, suivre l'actualité, flâner sur les réseaux sociaux ou les sites marchands, gérer son agenda, prendre des photos, de jour, de nuit, au travail, en vacances, au restaurant même… Et si vous mettiez votre smartphone en mode silencieux ? Une bonne chose pour s'en libérer. Efforcez-vous de vivre dans le présent ! Placer votre téléphone hors de vue – dans votre sac à main, dans un tiroir, dans une autre pièce, etc. – est une alternative. *Exit* la tentation de consulter son écran toutes les deux minutes ! Réseaux sociaux, sites d'actualité ou commerciaux : limitez ou désactivez les notifications envahissantes. Libérez votre espace mental pour autre chose ! Abandonnez également par moments votre téléphone. Laissez-le à la maison quand vous partez faire du sport ou une balade, au restaurant, chez des amis, au cinéma ou au théâtre… Une occasion d'apprécier l'instant présent et de le vivre !

Gare au syndrome du burn-out !

Le burn-out (expression anglaise signifiant « se consumer au travail »), ou syndrome d'épuisement professionnel, est un sujet d'actualité. Un mal de société qui touche chaque année des milliers de personnes en France.
À l'origine, ce concept concernait les professionnels de la santé qui n'arrivaient plus à travailler, affectés notamment par la souffrance psychologique de leurs patients. Aujourd'hui, tous les secteurs d'activité peuvent être touchés. À n'importe quel âge et quelle que soit sa position hiérarchique, un salarié peut en être victime.
Les premiers signes du burn-out sont propres à chaque personne. Mais on peut retenir trois phénomènes principaux : un état de fatigue intense, une certaine froideur émotionnelle et une perte de plaisir au travail. À cela s'ajoutent des troubles cognitifs, de la mémoire, une prise ou une perte de poids, des relations familiales et sociales qui se dégradent (liste non exhaustive)...
Les techniques de management pourraient en être la cause. Le culte de la performance, l'obligation de faire du chiffre, la pression quotidienne sont autant d'autres facteurs qui peuvent conduire à un état d'épuisement ou de dépression.
Il est primordial de consulter son médecin traitant dans un premier temps, qui prescrira un arrêt de travail. Ce temps de repos est nécessaire pour permettre de prendre du recul face à une situation délicate. Puis, une approche pluridisciplinaire permettra d'aider le patient : psychologue, médecin du travail, sophrologue... L'objectif est d'assurer l'employabilité durable, le bien-être physique et psychologique.

Digital détox : apprendre à se déconnecter

Afin de mieux respecter les temps de repos et de congé, mais aussi la vie personnelle et familiale des salariés, l'article 55 de la loi Travail du 8 août 2016, entrée en vigueur en 2017, a introduit un « droit à la déconnexion ». Ce dernier autorise désormais le salarié à ne pas répondre aux sollicitations de son employeur pendant ses congés, ou tout simplement à son retour chez lui après sa journée de travail. Libre à lui de prendre connaissance des messages et de répondre ou non à la demande de son patron. Aucune sanction ne peut tomber s'il ignore ses mails, sauf dans le cas d'une urgence absolue mettant en danger l'entreprise. Le droit à la déconnexion contribue à éviter le *blurring*, c'est-à-dire la confusion entre la vie privée et la vie professionnelle, et permet de réduire le risque de burn-out. Il concerne tous les salariés. Seules les entreprises de plus de cinquante salariés ont l'obligation de négocier avec les partenaires sociaux ce qu'on appelle les *dispositifs de régulation des outils numériques* pour assurer le respect du temps de repos et de congé, ainsi que celui de la vie personnelle et familiale.

CHAPITRE VII

LES 7 CLEFS D'OR

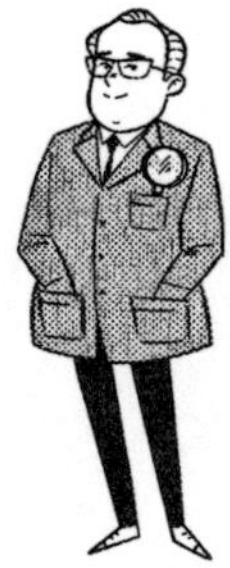

• LES SEPT CLEFS D'OR

1. Méditer

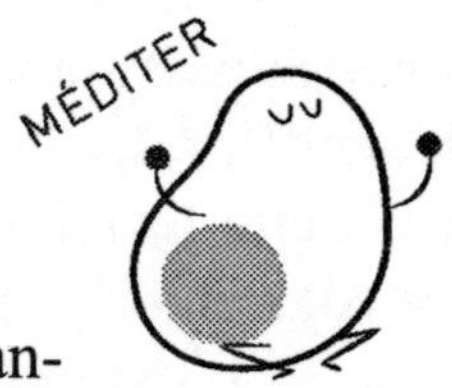

La méditation établit une plus grande confiance en soi, éveille l'esprit, transforme les faiblesses en forces. Dans les trépidations du quotidien, la tranquillité est souvent difficile à obtenir. Nous sommes tous, à un moment ou à un autre, bousculés. Le silence permet de nous écouter, il galvanise l'énergie. Il est important de régulièrement s'isoler du bruit, de se retrouver seul avec soi-même un instant, de trouver un endroit calme pour s'asseoir et méditer tranquillement. Ces moments sont l'occasion d'éliminer tous les polluants de notre esprit, de faire taire nos pensées. Tentez l'expérience d'écouter le silence chaque jour, pendant quinze minutes par exemple. « Se mettre en mode avion », s'arrêter de temps à autre, ou marquer doucement un temps d'arrêt permet de s'alléger et de laisser le subconscient agir et nous guider.

2. Respirer

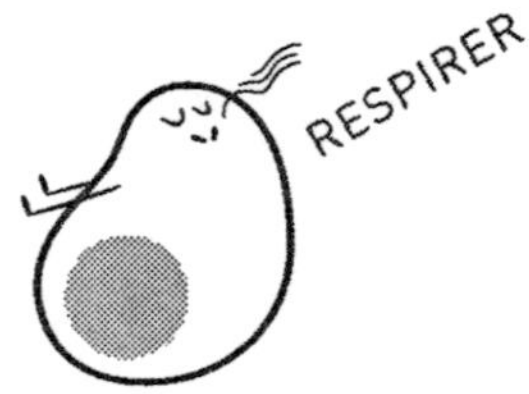

La respiration est un processus physiologique vital permettant d'approvisionner l'organisme en oxygène et de le libérer du dioxyde de carbone. Pour vous faire du bien, apprenez à respirer en profondeur, lentement, et en toute conscience. Les exercices de respiration diminuent l'anxiété, nous aident à retrouver une sensation de calme et à déstresser. La technique de « respiration carrée », appelée *samavritti* en sanskrit, est issue du *pranayama* (la discipline du souffle). Le principe ? Pratiquer une respiration contrôlée. Cette technique comporte, tout comme un carré avec ses côtés égaux, quatre phases, de durée identique, d'inspiration et d'expiration. Installés confortablement, maintenez une posture ouverte. Inspirez en comptant mentalement jusqu'à quatre. Suspendez votre souffle en poumons pleins en comptant de la même manière. Expirez pendant la même durée. Suspendez votre souffle en poumons vides, toujours durant le même temps. Il suffit de s'imaginer une boîte devant soi et d'en suivre les arêtes, ou de prendre une feuille et un crayon et de dessiner un carré. Renouvelez les cycles de respiration carrée une dizaine de fois. Cet exercice permet de se recentrer, de se déconnecter des émotions négatives. C'est la régularité de la respiration, couplée à la concentration, qui procure de la détente.

3. Masser

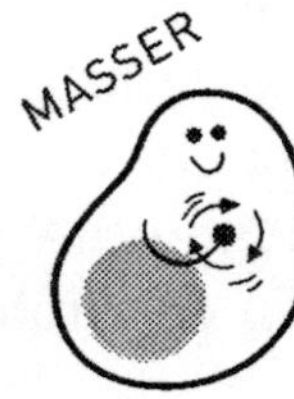

Le plexus solaire (ou cœliaque) se situe sous la pointe du sternum, entre les côtes basses. Carrefour de notre système neurovégétatif, il représente un centre énergétique important. C'est également le cœur de la confiance en soi ! Il tire son nom de sa forme rayonnée. Tendu ou noué, il dénote un état de stress vif ou de surmenage. Pour faire disparaître les sensations de crispation et opérer un retour au calme, détendre le plexus régulièrement procure un véritable bien-être. Massez la zone avec des huiles essentielles ou en frottant au préalable vos deux paumes de main pour favoriser la chaleur. Privilégiez des mouvements circulaires, accompagnés de respirations profondes.

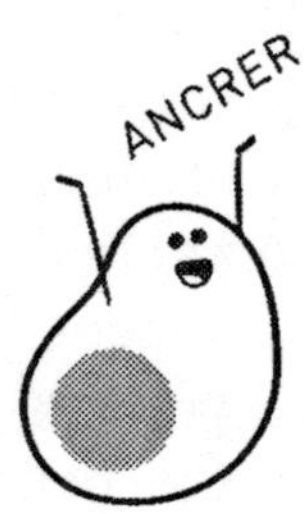

4. Ancrer

Le point d'ancrage, ou « geste signal », est une technique simple utilisée dans de nombreux domaines. L'ancrage est un processus qui associe inconsciemment et automatiquement une réaction interne à un stimulus extérieur. En sophrologie, il est utilisé pour déclencher un sentiment positif, de bien-être ou d'apaisement. Lever les mains au ciel en apprenant une bonne nouvelle, serrer les poings pour maîtriser sa colère, soupirer longuement pour évacuer une gêne… Sans le savoir, vous utilisez peut-être déjà un geste d'ancrage, de façon totalement inconsciente et spontanée, face à certaines situations. Pourquoi ne pas définir un point d'ancrage pour prévenir votre stress ? Un sophrologue peut vous accompagner pour trouver et appliquer la bonne association entre le sentiment de stress et le geste choisi, de façon à assurer un ancrage profond et une réponse automatique.

5. *Stimuler*

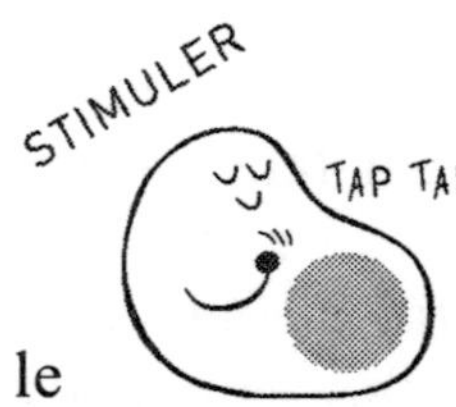

Le thymus est situé dans la partie supérieure du thorax, juste derrière le sternum et entre les poumons. Cette glande fait partie du système endocrinien et du système lymphatique. Elle favorise la maturation des cellules immunitaires. Elle participe à la croissance et s'atrophie petit à petit à partir de l'adolescence. Appelé *point du bonheur*, le thymus centralise une bonne partie de l'énergie du corps. Installé en position lotus, allongé ou assis confortablement, masser ou tapoter son thymus tout en prenant de grandes respirations est une méthode bénéfique pour aviver cette énergie, en cas de situation de stress et d'anxiété. Le « point du bonheur » sera activé une fois que vous ressentirez une sensation de picotements dans le corps et une onde de bien-être vous parcourir.

6. Créer

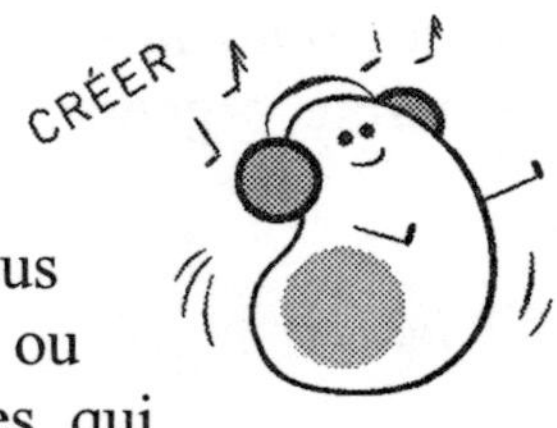

Depuis le début de notre vie, nous sommes touchés, de manière positive ou négative, par les vibrations musicales qui nous entourent. Même le fœtus se berce en percevant ces ondes dans le ventre de sa mère ! La musique est un précieux canal pour parvenir à l'harmonie, à l'apaisement et à l'inspiration. Écoutez la musique qui vous inspire. Elle adoucit les mœurs, comme dit l'adage ! À vos playlists alors !

Si vos oreilles font valser le stress, vos mains se révèlent précieuses pour le neutraliser. Occupez vos mains, pour que votre esprit aille mieux ! Faites l'expérience, vous allez être surpris. Il existe pléthore d'activités manuelles : tricot, couture, dessin, peinture, bricolage, jardinage… et le coloriage ! Ne riez pas, il fait des miracles.

Longtemps considéré comme l'apanage des enfants ou des artistes, le coloriage pour adultes est devenu thérapeutique. Cet art réveille l'enfance et permet de se vider la tête. Moment de relaxation qui fait appel à nos sens et à nos émotions, le coloriage recentre l'instant présent. Concentré sur le mouvement de la main et attiré par la couleur, l'esprit est focalisé. Le coloriage est accessible à tous, et nul besoin d'être un grand dessinateur pour obtenir un résultat ! Motifs bucoliques, floraux, celtiques, arabesques… il existe différents types de coloriages. Pensez aux mandalas, ces dessins circulaires utilisés pour la méditation bouddhiste, dont la structure en cercle organisée autour d'un centre est équilibrée.

7. Semer

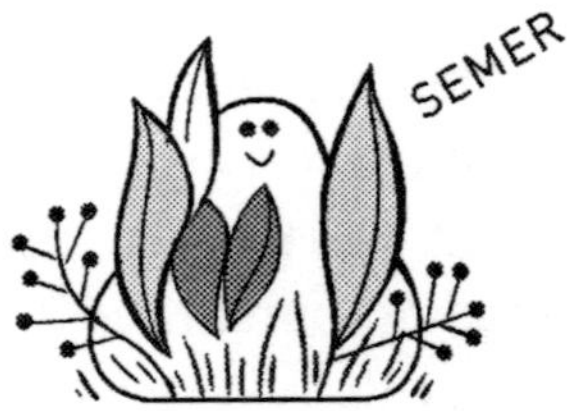

Vous avez dit « semer » ? Comme c'est bizarre ! Par « semer », je veux parler de la phytothérapie. La médecine des plantes. Elle désigne une médecine fondée sur l'utilisation des principes actifs naturels de plantes. Ceux-ci exercent une action directe sur l'organisme. En cas de stress, le système GABAergique, gérant l'importance de la réaction anxieuse, fonctionne mal, ce qui entraîne une augmentation anormale du cortisol (vous vous rappelez, l'hormone du stress ?) et une défaillance de la noradrénaline, neuromédiateur qui permet d'évaluer la situation. Bien souvent, les plantes (sous forme de gélules ou de sirop) sont d'excellents remèdes contre l'anxiété et constituent une alternative aux traitements. Elles agissent sur le dysfonctionnement et sur les somatisations (comme les troubles digestifs, du sommeil...). N'hésitez pas à consulter un médecin phytothérapeute pour identifier vos facteurs de stress. Il pourra alors vous prescrire un traitement phytothérapique, en complément de vitamine B6 et de taurine pour booster l'énergie.

L'accompagnement par l'hypnose

L'hypnose est une forme de relation entre un praticien utilisant des techniques particulières de communication et un sujet qui expérimente un état de conscience spécifique appelé *transe*. Longtemps cantonnée au domaine de l'ésotérisme, du grand spectacle ou du sensationnel, l'hypnose fait sa révolution grâce à son efficacité thérapeutique prouvée. De la gestion du stress, des phobies et des addictions jusqu'à celle de la douleur, elle est présente dans de nombreuses pratiques médicales.

Quelles que soient la ou les pratiques que vous déciderez d'adopter, vous ressentirez un plus grand bien-être, une relaxation plus intense et une amélioration de votre humeur, mais aussi de votre santé !

Nul ne peut affirmer que, en s'adonnant à telle méthode, telle pratique, etc., on évitera le cancer. Personne. Sauf peut-être les charlatans et vendeurs de poudre de perlimpinpin dont je vous parlais au début de ce livre. Mais si j'ai réussi à vous convaincre que nous ne sommes que ce que nos cellules ressentent, et que le stress éprouvé est avant tout celui de ces petites cellules, vous aurez dès lors les moyens de préserver votre capital santé. Vous êtes votre meilleur antistress et donc votre meilleur anticancer. Faites votre possible pour appliquer les méthodes antistress.

S'engager vers cette voie, c'est déjà gagner la moitié du pari !

Épilogue

Nous sommes nos meilleurs anticancers, et cette investigation conduite ensemble vient de le démontrer. Finalement, nous disposons de moyens efficaces et préventifs pour mettre à distance le suicide de nos petites cellules, transformées en cellules malignes. Si le cancer peut être considéré comme une personne avec son identité propre, son tempérament, sa corpulence, etc., désormais nous savons que sa source, sa constitution dépendent de nos cellules qui pensent et gouvernent. Car telle est la magie de l'intelligence cellulaire. N'oublions jamais que tout ce que nous ressentons n'est que l'expression de nos cellules. Et que ce stress, à l'origine des développements de cancers, n'est que le stress vécu, véhiculé, transmis par nos cellules. Voilà pourquoi il est primordial de nous écouter, d'entendre ces SOS pour apporter une réponse, un soin antistress, et ainsi préserver notre capital santé et venir en aide à nos chères petites cellules déprimées.

Vous ai-je convaincu ou non de l'existence de ce lien entre émotions et cancer, entre stress et cancer ? Je n'en sais rien, et loin de moi l'idée d'essayer de vous imposer ma façon de voir les choses. Non. L'important était de vous expliquer comment ce lien était possible et, à partir de ces informations scientifiques comme à partir de mon expérience propre issue d'une quarantaine d'années de lutte contre le cancer, de vous dire quelque chose d'infiniment personnel, quelque chose qui touche à ma conviction profonde, celle que j'ai tirée de tant de rencontres avec tant de malades.

Pour moi, ce lien existe, même si, à l'évidence, il n'est pas prépondérant dans les causes de cancer. Même s'il ne vient que très loin, de ce point de vue, derrière le tabac ou la « malbouffe », je pense qu'il contribue, qu'il participe à cet ensemble d'événements complexes qui vont aboutir à l'apparition d'un cancer. J'ai tenu, par respect pour vous qui m'avez lu, comme je l'ai toujours fait dans tous mes livres, à vous présenter complètement mais aussi très simplement ces événements complexes. J'ai cherché à vous faire comprendre comment fonctionnait ce corps qui est le vôtre ou le mien, comment il était constitué d'un million de milliards de cellules, ces petites briques à partir desquelles se construit tout ce qui vit sur la Terre ; vous dire que ces milliards de cellules, réparties en deux cents types différents – le cœur, le foie, les reins… –, étaient dotées de deux capacités assez extraordinaires : d'une part, la capacité d'assurer la fonction qui est la leur dans l'organe auquel elles appartiennent, comme battre pour une cellule du cœur par exemple, et d'autre part, et surtout pour nous, dans ce livre, la capacité de se dédoubler, de se diviser et de donner naissance à deux cellules identiques à elle et entre elles. Ce mécanisme est indispensable à la création de la matière vivante, sans laquelle on ne peut passer d'un ovule fécondé par un spermatozoïde à un nouveau-né de trois kilos, ou bien de ce nouveau-né à un adulte de quatre-vingts kilos, vingt ou trente ans plus tard ; ce processus sans lequel vous ne pourriez non plus cicatriser après une blessure ou une opération chirurgicale.

Je vous ai dévoilé comment notre division cellulaire était sous la dépendance de deux catégories de gènes – certains qui stimulent cette division, que l'on appelle les *oncogènes*, et d'autres qui, au contraire, l'inhibent et que l'on appelle les *anti-oncogènes* – et que la vie, étroitement corrélée à la capacité de nos cellules à se diviser, était liée à l'équilibre harmonieux entre l'effet des oncogènes et celui des anti-oncogènes. Que cette harmonie disparaisse, que pour une raison ou pour une autre l'effet des oncogènes soit trop puissant ou l'effet des anti-oncogènes trop faible et, catastrophe, c'est un cancer qui apparaît.

Nous avons vu ensemble comment cette perte d'harmonie pouvait, à chaque instant et pour chacun d'entre nous, survenir en rapport avec une altération mal réparée de notre patrimoine génétique porté par notre ADN. L'ADN, cette molécule si importante et pourtant si fragile (pensez que vous en avez à peu près quatre mille milliards de kilomètres dans votre corps !) et donc soumise en permanence à un risque de mutation, c'est-à-dire de modification de sa structure, de l'écriture de nos gènes.

Je vous ai montré comment, si une mutation se produisait sur un de ces deux types de gènes – les oncogènes et les anti-oncogènes – qui contrôlent la division cellulaire, cette mutation pouvait provoquer la multiplication incontrôlée, non nécessaire de la cellule anormale, aboutissant finalement au cancer.

Je vous ai parlé, à côté de cette fragilité de notre ADN, de sa robustesse, garante de l'intégrité des caractéristiques propres à chacun d'entre nous tout au long de sa vie comme de l'intégrité d'une espèce au cours de son évolution, tout au long des générations qui se succèdent. Cette robustesse résulte d'un formidable système de détection et de réparation permanentes de toutes ces millions d'altérations qui se produisent à chaque instant de notre vie, sur des millions de nos cellules. Elle tient aussi à deux systèmes de protection qui se mettent en jeu lorsque ce processus de réparation se trouve dépassé. D'abord, un système de suicide cellulaire : quand une cellule s'aperçoit que son ADN est muté, elle enclenche un processus de suicide, car en mourant elle évite d'être à l'origine d'un cancer, ce qui, évidemment, serait extrêmement dommageable pour le reste du corps auquel elle appartient. Le second mécanisme de protection est lié à notre système immunitaire, un système que je vous ai décrit en détail, qui veille en permanence à éliminer tout ce qui met en danger notre vie, qu'il s'agisse d'un agent infectieux qui pourrait nous contaminer ou d'une cellule devenue cancéreuse et qui, de ce fait, menacerait notre vie. Mais ce tableau qui semble toucher à la perfection, qui évoque, devant l'émerveillement qu'il suscite, l'existence d'un « grand horloger », n'est pas si parfait que cela en réalité !

Nous avons vu comment le stress ou les émotions tristes – surtout si ce stress dépasse notre capacité à le gérer ou si cette tristesse dure trop longtemps et nous donne alors l'impression qu'elle sera sans fin – comment ils pouvaient aussi agir sur la mise en échec des mécanismes de protection naturels, inhibant le suicide cellulaire ou l'action du système immunitaire. Pour le comprendre, je vous ai demandé de réfléchir à l'idée que si notre million de milliards de cellules constitue notre corps, ces cellules constituent également notre personnalité. Que nos cellules sont NOUS et que nous sommes ELLES. Et si je suis ce que je suis, c'est parce qu'elles sont ce qu'elles sont. Ce qui veut dire aussi que si je fais quelque chose, que je bouge un bras ou que j'émets une parole, c'est parce qu'elles bougent ce bras ou prononcent cette parole, et que – allons plus loin dans le même sens – si je pense, c'est parce qu'elles pensent. Ma pensée, mes pensées ne sont rien d'autre que la résultante, exprimée ou ressentie par l'être humain que je suis, de la pensée ou des pensées de millions de mes cellules. Mon intelligence est leur intelligence, tout cela n'étant que le résultat d'un mécanisme biochimique de communication qui s'opère à l'intérieur de mes cellules et entre mes cellules, dans le cadre d'un réseau d'échanges en cascade entre des molécules messagères et des récepteurs situés dans l'enceinte et tout autour de mes cellules, permettant ainsi ce dialogue incessant qui va conduire à me faire ressentir une émotion, une pensée. C'est au travers de ce concept que j'ai expliqué, quand je ressens un stress, comment ce sont en fait mes cellules qui ressentent ce stress ; quand j'ai le sentiment d'une pensée triste, comment ce sentiment est en fait celui que ressentent mes propres cellules ; et comment, quand elles ressentent une souffrance, je ressens une souffrance. C'est par cette souffrance ressentie, ce stress perçu par elles, que va s'enclencher tout un processus visant à provoquer le suicide de ces cellules qui n'en peuvent plus. Le suicide comme seule issue possible à un moment pour mettre fin à cette souffrance – le cancer, dans mon hypothèse, n'étant que l'effet de ce suicide raté, qui laisse évoluer et se reproduire une cellule abîmée dont l'ADN est altéré mais dont mon organisme n'a pas su se débarrasser à temps. La question subsidiaire de la prise de conscience, au niveau cellulaire, du risque par cette cellule qui abîme son ADN pour pouvoir provoquer son suicide reste, bien évidemment, totalement sans réponse. Si l'on regarde davantage l'effet induit par ce stress mal géré ou cette tristesse sans espoir sur la capacité de notre système immunitaire à détruire la menace de toute cellule devenue maligne, on peut en toute légitimité se poser cette question.

Ce qui est primordial, pour moi, est de souligner l'importance du lien entre cancer et émotions. Une prise de position intimement personnelle fondée sur plus de quarante ans de pratique. Ce lien existe bel et bien, même si, à l'évidence, il n'est pas à lui seul la cause du cancer. Pour ne plus être angoissé par le cancer, il faut commencer par dominer le sujet. On s'y intéresse généralement trop tard. Voilà pourquoi j'ai tenu à vous rassurer en imaginant cette enquête policière. Dédramatiser la question, pour mieux la maîtriser. Cette plongée au cœur de la scène de crime, aussi ludique qu'instructive, vous aura permis de mesurer à quel point vous êtes votre meilleur anticancer.

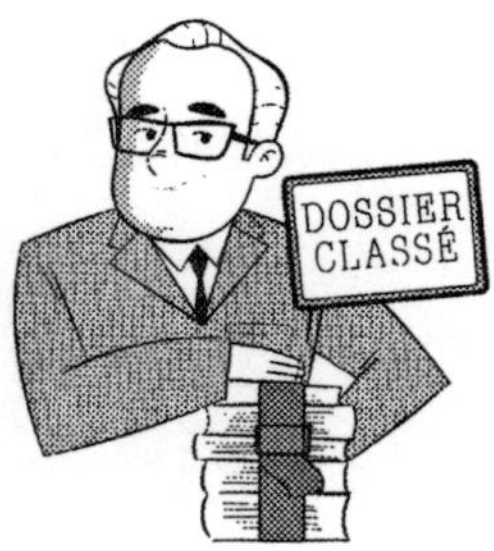

Remerciements

Merci à Lise Boëll, mon éditrice, pour cette lumineuse idée d'enquête et ses conseils avisés.

Merci à ceux qui m'ont soutenu, Gilbert, Claude et Bénédicte, René et Adèle, Michel G., Patrick et Caroline, chez qui j'ai écrit ce livre. Merci à Christine, Naïma et Joëlle, à Daniel, Christine, Toufic, Claudine, Dominique et Aude, et à Nathalie Hutter-Lardeau, qui m'a bien aidé.

Enfin et surtout, merci à vous, chers lecteurs, chers fidèles, pour ce combat mené ensemble depuis tant d'années.

Table

DU MÊME AUTEUR

Prévenir le cancer, ça dépend aussi de vous, avec Nathalie Hutter-Lardeau et Laura Zuili, Odile Jacob, 2014.

De larmes et de sang, avec Isabelle Rabineau, Odile Jacob, 2013.

Les Recettes gourmandes du vrai régime anticancer, avec Caroline Rostang, Odile Jacob, 2011.

Le Vrai Régime anticancer, avec Nathalie Hutter-Lardeau, Odile Jacob, 2010.

La Vie pour s'aimer, Plon, 2009.

Des mots sur les maux du cancer, Mango, 2008.

Le Guide pratique du cancer, avec Odilon Wenger et Dominique Delfieu, Odile Jacob, 2007.

Les Chemins de l'espoir, Odile Jacob, 2003.

Le Coffre aux âmes, XO Éditions, 2002.

La Volonté d'aimer : cancer et sexualité, des réponses claires et précises, coécrit avec Noëlla Jarousse, Ellébore, 2001.

Ne meurs pas, Anne Carrière, 1997.

Composition Nord Compo
Impression CPI Bussière en septembre 2018
Éditions Albin Michel
22, rue Huyghens, 75014 Paris
www.albin-michel.fr

ISBN : 978-2-226-39357-9
N° d'édition : 22548/02 – N° d'impression : 2039721
Dépôt légal : septembre 2018
Imprimé en France